食品知識ミニブックスシリーズ

健康食品入門

唐木英明 著

日本食糧新聞社

はじめに

本書は健康食品の解説書だが、健康食品の現状をお知らせするだけでなく、そこに存在する深刻な問題とその解決法について紹介することも重要と考えている。私が強調したい問題点は三つある。

第一は、健康食品を継続して利用している人が多いという事実である。その理由は、健康食品が自身の健康の維持に役立っているという実感を多くの利用者が持っているからであり、だからこそ健康食品が多くの消費者に受け入れられて、その市場は年々拡大している。私たち健康食品関係者は、消費者の期待と支持に応えるべく努力しなくてはならない。

第二は、国の関与がある保健機能食品について、その効果の大きさについて疑問や批判がある。その主な原因は、国が義務化している「プラセボ対照試験」という試験法にある。この方法は効果が大きい医薬品では使用できるが、効果が小さい保健機能食品では使用できない場合が多いことが明らかになっている。この問題を解決して、保健機能食品の効果を明確に表示できるように改善することが、消費者の信頼を維持するために極めて重要である。

第三は、健康食品に対する国の態度が厳しいという事実である。それは健康食品による健康被害や、極めて高価なものを売りつけるなどの経済被害が後を絶たないからである。国の関与がある保健機能食品、すなわち特定保健用食品（トクホ）と栄養機能食品と機能性表示食品の三種類についてはそのような問題はほとんどないが、それ以外の「いわゆる健康食品」が問題を引き起こしている。国は長年にわたって問題の解決に努力したのだが、成果が出ていない。この問題を解決しない限り、健康食品に対する消費者の支持が得られなくなる恐れがある。そのために新たな「健康食品法」（仮称）を制定して、健康食品の法律上の地位を確立するとともに、その範囲を明らかにして、安全性と効果をさらに確かなものにすることが必要と考える。

健康食品の過去と現在を踏まえたうえで、明るい未来に向けて私たち関係者が何をすべきかについて考える一助になれば幸いである。

令和5年5月

唐木英明

目　次

第1章　健康食品とは……1
1　健康食品の定義……1
(1) 法律にはない「健康食品」……1
(2) いわゆる健康食品……2
2　対立する意見……4
(1) 健康食品が売れる理由……4
(2) 健康食品を嫌う理由……8
3　健康食品の意義……12
(1) 獣医師と医薬品開発……12
(2) なぜ本書を書いたのか……14

第2章　健康食品の種類……17
1　食薬区分……17
2　食品の機能……19
(1) 3つの機能……19
(2) 食品による病気治療……21
(3) 食品機能の発見……24
3　特定保健用食品（トクホ）……25
(1) トクホ誕生以前……25
(2) トクホ誕生……26
(3) トクホの世界への影響……28
(4) 審査基準の変更……29
(5) 消されたトクホ……33
(6) トクホの市場規模……36
4　栄養機能食品……38
5　機能性表示食品……39
6　いわゆる健康食品……39

第3章　機能性表示食品……43
1　機能性食品の誕生……43
2　機能性表示食品の評価……44
(1) 相次いだ批判……44
(2) 外部評価……48
3　機能性表示食品の種類……52

第4章　健康食品の効果判定 …… 55
1　医療の2つの要素 …… 55
(1) 物質作用と心因作用 …… 55
(2) プラセボ対照試験 …… 57
(3) 物質作用の検出 …… 62
(4) 自然変化の無視 …… 65
(5) 試験法の改善 …… 66
(6) 問題の解決法 …… 67
2　健康食品の試験法 …… 69
(1) 被験者の選択 …… 69
(2) プラセボの設定 …… 71
(3) 統計の不適切使用 …… 73
(4) 行政の対応 …… 77
(5) ディオパン事件 …… 79
3　効果判定法の改善 …… 80
(1) 前臨床試験の重要性 …… 80
(2) 無処置対照試験の効用 …… 81
(3) 健康食品試験法の問題点 …… 83
4　健康食品の効果測定 …… 85

第5章　健康食品の心因作用 …… 87
1　心因作用 …… 87
(1) 金属トラクター …… 87
(2) 偽手術 …… 90
(3) 心因効果を生む儀式 …… 91
(4) インドの医療 …… 94
(5) チャールズⅢ世 …… 96
(6) 代替医療はトリックか? …… 98
2　心因作用の利用 …… 99
(1) だまさないプラセボ …… 99
(2) 物質作用の裏づけ …… 102
(3) ノセボ効果 …… 103

第6章　健康食品の安全性 …… 106
1　健康食品による健康被害 …… 106
(1) 中国製ダイエット食品 …… 106

(2) アマメシバ事件……108
(3) 急性毒性と慢性毒性……109
(4) 消費生活相談データベース……110
2 「錠剤・カプセル」問題……112
(1) なぜ禁止したのか……112
(2) なぜ解禁されたのか……115
3 適正製造規範（GMP）……116
4 健康食品の規制……118
(1) 食経験に基づく安全性……118
(2) いわゆる健康食品の規制……119
(3) とくに注意すべき成分……120
(4) 健康食品は悪か……122
5 フードファディズム……122
(1) 体に悪い食品・良い食品……122
(2) 健康食品の目的……125
第7章　健康食品の歴史……126
1 医療の誕生……126
(1) 心の治療……126
(2) ネアンデルタール人……127
(3) 治る病気と治らない病気……129
(4) 悪霊と祟（たた）り……131
(5) 薬の発見……133
(6) 感染症……134
(7) 医師の誕生……136
(8) 免　疫……137
2 近代の医学……139
(1) 江戸時代の医療……139
(2) 西洋医療……141
(3) 太政官布告……144
(4) 不良医薬品の取り締まり……146
3 健康食品ブーム……149
(1) 長寿社会……149
(2) ビタミンブーム……151
(3) 健康食品の誕生……153
4 厚生省46通知……154

(1) 取り締まり強化 …… 154
(2) 再度の取り締まり …… 157
5 米国の圧力 …… 160
(1) 市場開放 …… 160
(2) 規制緩和 …… 163

第8章 医薬品と健康食品 …… 166
1 一般用医薬品（OTC） …… 166
(1) 医薬品の区分 …… 166
(2) OTCの規制緩和 …… 168
2 健康食品と医薬品の関係 …… 172
(1) セルフメディケーション …… 172
(2) 医薬品リスト …… 174

第9章 健康食品の将来 …… 178
1 EUの健康食品 …… 178
2 米国の健康食品 …… 179
(1)「健康の自由」運動 …… 179
(2) サプリメントの定義 …… 181
(3) サプリメント業界の発展 …… 183
3 健康食品の地位の確立 …… 186
(1) DSHEAの意義 …… 186
(2) 健康食品は国民の健康増進に必要 …… 187
(3) 健康食品のステップアップ …… 188

第10章 まとめ・健康食品の未来 …… 190
1 健康食品とは何か …… 190
(1) 医療の歴史から見える教訓 …… 190
(2) 健康食品の役割 …… 192
2 健康食品の将来 …… 193
(1) 健康食品は健康維持の重要な手段 …… 193
(2) 行政と消費者との温度差の原因 …… 194
(3) 健康食品の発展のために …… 195

参考文献 …… 196

第1章 健康食品とは

1 健康食品の定義

(1) 法律にはない「健康食品」

「健康食品」という言葉を私たちは普通に使っている。ところが、この言葉には反対がある。たとえば、1986年に出版された「健康食品入門」には次のように書かれている。『元来食品は健康を維持増進するものであって、ことさら食品に健康という冠頭詞を付けた「健康食品」は変な言葉です。現在市販されている健康食品は、強いていうなら「健康補助食品」というべきでしょう。』

2004年に発表された厚生労働省『「健康食品」に係る今後の制度のあり方について（提言）』にも次のように書かれている。

『「健康食品」という名称は、「摂取すれば健康になる」との印象を安易に消費者に与えるため問題であるといった意見と、すでに広く浸透している名称を変更することは消費者が混乱するとの意見とに分かれた。』

実は、日本の法律には「健康食品」という言葉がない。だから、どんな食品を健康食品と呼ぶのか決まっていない。また、どんな名称にするのかについて議論がある背景には、健康食品に対する肯定的な評価と否定的な評価がある。否定的な意見の延長に「健康食品」という名称への拒否感があり、だから「サプリメント」や「栄養補助食品」などの用語を使うべきという主張になる。私自身かつては健康食品を否定する側であり、「健康食品」という用語にも批判的だった。それが現在は、肯定する意見に変わった理由は後で述べることにして、本書では「健康食品」という用語を使うことにする。

(2) いわゆる健康食品

次に、本書で言う「健康食品」とはなにかを決めておく必要がある。本書を執筆している2023年5月の時点での厚生労働省の『いわゆる「健康食品」のホームページ』には図表1－1のような図がある。

この図には、単に「健康食品」という用語はない。あるのは『いわゆる「健康食品」』だけである。この図に従えば、本書のタイトルは『いわゆる「健康食品」入門』になるだろう。しかし、そうしなかったのは、この厚労省の分類に対して、私はい

図表１－１　厚生労働省による健康食品の分類

いわゆる「健康食品」				医薬品（医薬部外品含む）
その他のいわゆる「健康食品」	保健機能食品			
	機能性表示食品（届出制）	栄養機能食品（自己承認制）	特定保健用食品（個別許可制）	

いわゆる「健康食品」と呼ばれるものについては、法律上の定義は無く、医薬品以外で経口的に摂取される、健康の維持・増進に特別に役立つことをうたって販売されたり、そのような効果を期待して摂られている食品全般を指しているものです。そのうち、国の制度としては、国が定めた安全性や有効性に関する基準等を満たした「保健機能食品制度」があります。

資料:厚生労働省『いわゆる「健康食品」のホームページ』

ささか異論があるためである。

前述の２００４年『「健康食品」に係る今後の制度のあり方について（提言）』では、『「健康食品」とは、広く、健康の保持増進に資する食品として販売・利用されるもの全般を指し、保健機能食品も含むものであり、「いわゆる健康食品」とは、「健康食品」から保健機能食品を除いたものである。』と述べている。

また、２００５年の厚生労働省『「健康食品」に係る制度に関する質疑応答集について』には次のように書かれている。

『「健康食品」は法令上に規定された食品ではないが、一般的には、健康に関する効果や食品の機能等を表示して販売されている食品（栄養補助食品、健康補助食品、サプリメントなど）を指すと考えられている。一方、保健機能食品とは、このような「健康食品」のうち、特定保健用食品及び栄養機能食品を指し、法令上に規定された食品である。なお、「健康食品」から保健機能食品を除いたものを「いわゆる健康食品」と呼んでいるが、法令上の定義があるものではない。』

ということは、当時の厚労省は健康食品全体を「健康食品」という名称でくくり、その中の保健機能食品以外を『いわゆる「健康食品」』と呼んでいたのだ。

２０１５年機能性表示食品制度が発足したときに「健康食品」が「いわゆる健康食品」に変更された。表示を担当する消費者庁は、それ以前の13年に「いわゆる健康食品に関する景品表示法及び健康増進法上の留意事項について」を公表しているが、そこでは健康食品すべてを「いわゆる健康

図表1－2　本書での健康食品の分類

健康食品				医薬品（医薬部外品含む）
いわゆる健康食品	保健機能食品			
	機能性表示食品（届出制）	栄養機能食品（自己承認制）	特定保健用食品（個別許可制）	

食品」としている。また、15年に内閣府食品安全委員会が発表した『いわゆる「健康食品」に関するメッセージ』でも、すべての「健康食品」を『いわゆる「健康食品」』と呼んでいる。

一般人の立場から言えば「健康食品」は社会に広く通用している言葉である。それをいまさら『いわゆる「健康食品」』と呼び変えることは、わかりにくいだけでなく、混乱を引き起こすことにもなりかねない。そのような消費者の声を聞いたのか、消費者庁は2016年に「いわゆる」をとって、「健康食品に関する景品表示法及び健康増進法上の留意事項について」に変更している。

省庁間で用語の統一ができていないので、本書では図表1―2に示すように、健康食品一般を表す言葉として「健康食品」を使用し、そのなかに保健機能食品3兄弟である特定保健用食品と栄養機能食品と機能性表示食品、そして保健機能食品には含まれない、いわゆる健康食品を入れることにした。

2　対立する意見

(1) 健康食品が売れる理由

① 健康食品が好きな人

健康食品の市場規模は1兆4千億円といわれる。風邪薬や胃腸薬のようにだれでも購入できる一般用医薬品（OTC）の販売金額は1兆1千億円なので、それ以上に多く健康食品が利用されていることがわかる。

ところが、世の中には健康食品が好きな人と嫌いな人がいる。私の母は大好きな一人だった。定期的に健康食品を購入し、何種類もの健康食品を毎日飲み続けていた。

嫌いな人が多いのは、医薬品の研究者、医師会、厚労省、内閣府食品安全委員会などの健康や医療の専門家である。私自身の専門は薬の効果と毒性を調べる薬理学であり、その分野の研究と講義を40年近く続けた経験から、「健康食品は効果がないから食品から抜け出せないのであって、効果があれば医薬品になっているはずだ」と信じていた。だから母にも「そんなものを飲むより、おいしい食事をした方が体にいいよ」と話したことがある。しかし、母が私の意見を聞くことはなかった。

なぜ健康食品を飲み続けたのだろうか？ 母は関節の痛み、倦怠感、不眠症、耳がよく聞こえない、目がよく見えないなど、高齢者にありがちなさまざまな症状を抱えていた。内科医である私の弟が薬を処方していたが、それでは満足しなかった。それはもちろん、健康食品に効果があることを実感したためだろう。だから、いつも多くの種類の健康食品を取り揃え、どれかがなくなると不安になり、今日は調子が悪いと言っていた。

それは、私の母だけではない。健康食品の市場が年々拡大していることは、健康食品の人気が高まっていることを示している。内閣府食品安全委員会の冊子『いわゆる「健康食品」について』には、国民の半数程度が「健康食品」を摂っていると記載されている。また、矢野経済研究所が２０２０年に実施したアンケート調査では、６割程度が健康食品を摂取した経験があると答えている。現在摂取中の人は、20～30代の男性が2割弱でもっとも低く、60～70代以上の女性が4割弱でもっとも高かった。購入金額がもっとも高いのは60～70代以上の年配層で1か月3000円を超え、とくに女性では4000円を超えていた。

② 愛好者はどんな人？

それでは、どんな人が健康食品を摂取しているのだろうか？ そもそも健康に不安がない人は健康食品に興味をもたないはずだ。健康食品を摂取したことのない4割の人たちは、健康に不安がない人たちだろう。ということは、残り6割程度の人は健康に何かの不安があり、だから健康食品に興味があるのだろう。

健康に不安をもつ人がどのくらいいるのかは、政府世論調査から推測できる。図表1—3に示すように、2021年度の政府世論調査では、国民の過半数が不安を感じる項目は4つある。第1位は自分の健康で61％、2位が老後の生活で59％、3位が今後の収入見通しで55％、4位が家族の健康で52％だ。自分と家族の健康に不安を感じる人が多いことがわかる。

そんな人たちが健康を保ちたいと思ったときにどうしたらいいのかを、国の健康政策である「健康日本21」が示している。これは21世紀において一人ひとりの健康を実現するための、新しい考え方による国民健康づくり運動であり、厚生労働省の説明によれば、「自らの健康観に基づく一人ひとりの取り組みを社会の様々な健康関連グループが支援し、健康を実現することを理念としている。この理念に基づいて、疾病による死亡、罹患、生活習慣上の危険因子などの健康に関わる具体的

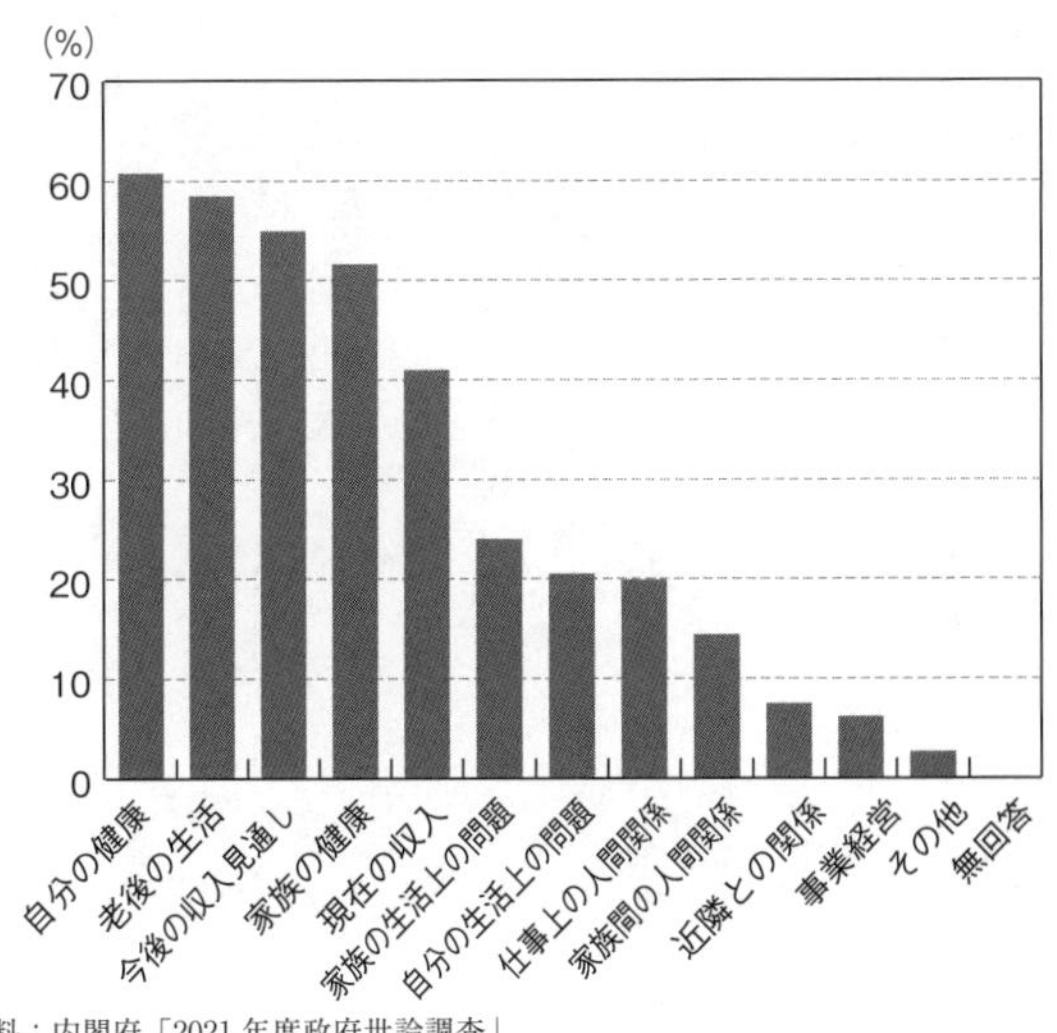

資料：内閣府「2021 年度政府世論調査」

図表１－３　「不安」「どちらかというと不安」の割合

な目標を設定し、十分な情報提供を行い、自己選択に基づいた生活習慣の改善および健康づくりに必要な環境整備を進めることにより、一人ひとりが稔り豊かで満足できる人生を全うできるようにし、併せて持続可能な社会の実現を図るもの」である。

お役人の文書はわかりにくいが、それはさておき、この運動の目標は生活習慣の見直しである。具体的には、栄養・食生活、身体活動・運動、休養、飲酒、喫煙、そして歯・口腔の健康を保つことだ。言われてみれば確かにその通りで、これらを見直せば健康になるだろう。しかし、私たちは健康を保つために生きているのではない。人生を楽しむためには、食べすぎや飲みすぎもあるだろう。そんな人たちが頼るのが健康食品ではないだろうか。

偶然と言い切れないのは、世論調査で健康に不安がある人が6割、そして、健康食品を摂取したことがある人が6割という数字の一致だ。このように多くの人が健康食品を摂取しているのだが、それでは、なぜ健康や医療の専門家は健康食品を嫌うのだろうか?

(2) 健康食品を嫌う理由

① 内閣府食品安全委員会

内閣府食品安全委員会は食品の安全性を審査する専門家の集まりであり、日本の食品安全の司令塔的な組織である。2003年の発足以来18年間にわたって私は専門調査会座長、あるいは専門参考人としてお手伝いをしたのだが、その食品安全委員会は、健康食品について次のように述べている。

『「若さと健康を願うあなたに」、「△△の健康のための○○」といったキャッチフレーズを、毎日たくさん見聞きします。そして、医薬品のようにカプセルや錠剤の形をしたサプリメント、「健康によい」成分を添加した飲料や食品など、さまざまな「健康食品」が売られています。今や国民のおよそ半分の方々が、こうした「健康食品」を利用されているという調査もあり、「健康食品」市場が拡大しています。これは、健康で長生きしたいという古来変わらない人々の願望の表れでしょう。「健康食品」がこのような願いに応えるものならばよいのですが、残念ながら、現代でも「これさえ摂れば、元気で長生きできる」という薬や食品はありません。それどころか逆に、「健康食品」で健康を害することもあります。しかも、そのような情報は皆様の目に触れにくいのが現状です。消費者は、

「健康食品」のリスクについての情報を十分に得られないまま、効果への期待だけを大きくしやすい状態に置かれているといえます。』

② 厚生労働省

厚生労働省は「健康食品の正しい利用法」と題するパンフレットの中で次のように述べている。

『テレビ、雑誌、新聞、インターネットなどで毎日目にする健康食品。市場にはさまざまな健康食品が流通していますが、健康食品が原因で体調を崩す事例なども出てきており、注意が必要です。あふれる情報にふりまわされず、健康食品について正しく理解できるよう、このパンフレットを参考に、冷静に考えてみてください。』

③ 消費者庁

消費者庁は消費者保護のために設置され、健康食品を含む表示を担当する役所だが、そのウェブサイトでも次のように述べている。

『健康食品を利用する際は、以下の7つのポイントを確認してみましょう。

1．錠剤・カプセル状の製品は過剰摂取になりがちです。味・香り・容積が備わった通常の食品形状の製品の方が、過剰摂取になりにくいです。

2．広告のキャッチコピーや利用者の体験談のみを信用するのではなく、自分自身で製品に含まれている成分の安全性と有効性に関する情報を調べてみましょう。

3．友人・知人から得た情報は、その情報源をたどって、販売業者の宣伝にすぎない内容ではないか、正確な情報なのかを確かめましょう。

4．製品の品質等を確認するための、製品中の個別の含有量、製造者や問合せ先が明記してあることを確認しましょう。

5. 思わぬ健康被害を受けることがあるので、錠剤・カプセル状の製品を複数利用したり、医薬品的な効果を期待して利用しないようにしましょう。

6. 自己判断での医薬品との併用は避け、不調を感じたら必ず医師・薬剤師などの専門家に相談しましょう。

7. 高価な製品ほど効果があるとは限りません。同様の製品と比べてみましょう。』

④ 日本医師会

日本医師会はウェブサイトで次のようなコメントを発表している。

『「健康食品」には、成分を濃縮していたり、医薬品の成分を含んでいるものも、多くあります。効果を期待して摂り過ぎたりすると、危険性も増します。また、服用している医薬品との相互作用で、思わぬ健康被害が発生することもありえます。体に不調を感じたら、すぐに、かかりつけの医師にご相談を――。

「健康食品」には、法律上の定義はありません。一般的には、通常の食品よりも、「健康によい」「健康に効果がある」、「健康の保持増進に役立つ」などの表現で、販売されているものをいいます。

健康食品やサプリメントが、実際に、ふつうの食品よりも、「健康によい」、「健康に効果がある」、「健康の保持増進に役立つ」かどうか、科学的根拠があるかどうかは、必ずしも十分ではありません。また、健康食品やサプリメントは、くすりの代わりではありません。それから、「食品だから安心」、「天然成分だから安全」は誤解で、天然成分由来の健康食品でも、アレルギー症状や医薬品との相互作用を起こすものがあります。特に、病人、子ども、妊産婦、高齢者、アレルギー体質のある方などは、要注意です。』

⑤ 消費者と農林水産省

ここまで読んでおわかりの通り、食品安全委員会も厚労省も消費者庁も日本医師会も、健康食品のリスクを強調するだけでそのメリットは一言も述べていない。四者がそろって強調しているのは「健康食品の効果は怪しい」、「健康食品は安全性に懸念がある」の2点だ。これを聞いたら健康食品に疑いをもって購入を控える人が出るのは当たり前だろう。それでは、健康食品を摂取する6割の人たちは、このような情報を知らないのだろうか。私の母はコンピューターとは無縁の世代なので、そんなウェブサイトの情報は見たことはなく、新聞とテレビの広告が情報源だった。そして、当然のことながら広告は効果があって安全であることを強調している。

ところが、農林水産省だけはまったく違う対応をしている。そのウェブサイトには次のように書いてある。

『平成27年4月から、機能性表示に取り組みたい方が、機能性や安全性に関する科学的根拠などを消費者庁に届け出ることで、一般の農林水産物にも機能性を表示できる制度が始まりました。科学的に確認された機能性が農林水産物に表示されれば、農林水産物の有する健康機能を消費者の皆様が活用できるようになり、健康的な食生活の実現に貢献できると考えています。』

また、「生鮮食品の機能性表示食品の相談窓口」

を設置して生鮮食品を健康食品として売り出す支援をしている。

健康食品には効果がなく安全性に問題があると警告する行政や医師会と、健康食品を健康の維持に積極的に使おうとする消費者や農水省の間には大きなギャップがある。さらにおかしなことは、行政の警告の対象には国が認めた特定保健用食品（トクホ）や機能性表示食品などの健康食品も含まれていることだ。

なぜ、このような事態になったのだろうか。その背景には健康食品をめぐる複雑な事情がある。

3　健康食品の意義

(1) 獣医師と医薬品開発

本題に入る前に、私がなぜ健康食品の本を書くことになったのかについて書いておく。私は1964年に東京大学農学部獣医学科を卒業して大学院に進学し、薬理学の研究を始めたのだが、修士課程の途中で東京大学助手に採用され、助授、教授に昇任して薬理学の研究と教育を続けた。また、東京大学アイソトープ総合センター長として職員と学生の放射線被ばく管理にも従事した。その間、ダラスで狙撃されたケネディー大統領が運び込まれたテキサス大学医学部のほか、ニュージャージー医科歯科大学、ハワイ大学医学部などでも研究を行った。定年退職後は日本学術会議副会長、倉敷芸術科学大学学長などを務めたが、この間ずっと続けていたのが前述の食品安全委員会のお手伝いだった。獣医師でありながら臨床獣医師の仕事はしたことがなく、基礎医学と食品安全の仕事に終始したのだ。

よく聞かれるのが、なぜ獣医師が薬の開発をするのか、なぜ食品安全の仕事をするのかだ。そんな疑問の背景にあるのは、獣医師は犬猫のための医師という先入観念だ。そもそも1762年にフランスのリヨンで世界初の獣医学校が設立され、国の支援の下に獣医師の養成が行われた理由は、人間の健康維持のためだった。畜産が盛んな国では家畜との接触が多い。そして、人間の感染症の多くは家畜や野生動物に由来する。結核、インフルエンザ、エイズ、新型コロナ、すべて動物から人間に感染したものだ。また、病原性大腸菌、カンピロバクター、サルモネラなど多くの食中毒菌は家畜の消化管に存在する。動物の健康を保ち、畜産製品による食中毒を防ぐことで人間の健康を保つことが獣医師の仕事だったのだ。それは日本も同じで、だから食品安全委員会では多くの獣医師が働いている。

しかし、それは最近の話で、昔の獣医師の仕事は違っていた。日本で最初の獣医学校である陸軍獣医学校を作ったのは明治政府なのだが、目的は当時唯一の輸送手段だった軍馬の健康維持だった。馬がいなければ大砲や弾薬や食料を運搬できず、戦争ができなかったからだ。ところが終戦とともに軍馬は中国大陸に置き去りになり、獣医師だけが帰国した。敗戦の貧しさの中で犬猫を獣医師に診てもらう人は皆無で、街に犬猫専門の病院などは一つもなかった。家畜の数も少なく、獣医師の仕事はなかった。もちろん、欧米と同様に食品安全の仕事は重要であり、行政の獣医師としての仕事はあったのだがその数は少なく、目立たない存在だった。

獣医師という職業に日が当たるようになったの

は、高度経済成長により日本が豊かになったからだ。犬や猫が家族同様に大事にされ、病気になると獣医師に診てもらうようになり、街に動物病院が増えていった。こうして獣医師は犬猫のお医者さんというイメージができ上がり、獣医師になりたい子どもが増えた。

また、1961年には安全な睡眠薬として妊婦が服用していたサリドマイドが原因で胎児に深刻な障害が起こり、薬害の代表といわれたサリドマイド事件が起こった。この出来事をきっかけにして製薬企業は副作用の研究所を設置したのだが、医薬品の効果と毒性を調べる動物実験のプロは獣医師しかいない。こうして獣医師は医薬品の開発にも関与することになった。私自身もある製薬会社の安全性研究所に就職が内定していたのだが、東大助手に採用されたため、その後40年にわたって大学で薬の研究をすることになった。

(2) なぜ本書を書いたのか

私の専門は医薬品の効果を調べる薬理学と毒性を調べるトキシコロジー（毒性学）だが、健康食品の試験をした経験がある。1993年、魚由来のペプチドに血圧を下げる効果があることを見つけたのだ。類似の血圧降下ペプチドは各種の食品から見つかり、現在も健康食品として販売されている。

健康食品の研究はこのときだけだったのだが、その後、思いもよらず健康食品制度の創設にかかわることになった。2011年に消費者庁は「食品の機能性評価モデル事業」を開始した。目的は食品の保健機能を表示する方法の検討であり、その結果が機能性表示食品の誕生につながったのだ。事業を請け負った公益財団法人日本健康・栄養食品協会が評価パネルを設置し、その座長を務めたのが東京大学名誉教授、国際医療福祉大学大学院院長の金澤一郎氏だった。

当時、彼は日本学術会議会長、私は副会長という立場でさまざまな相談をする仲だった。ある日、彼が副会長室にやってきて、「評価パネルの座長を頼まれたけれど、どうしよう」と相談を持ち掛けた。薬理学者の立場から言えば健康食品の効果は小さいが、今回の問題は経済活性化政策でもあり、科学と経済と政治のはざまの面倒な問題だという話をした。すると彼は、「それは大事な問題だから、君が手伝ってくれるなら引き受けようと思う」と言い出し、私も評価パネルに参加することになった。この事業の結果は2012年に報告され、これを基にして15年に機能性表示食品制度が始まった。報告書は公表されているので興味がある方はご覧いただきたい。

機能性表示食品制度を担当する行政が消費者庁だが、そのときの長官が旧知の仲の元消費者団体連合会会長の阿南久さんだった。長官を退任した後、阿南さんは「消費者市民社会をつくる会」（略称ASCON）を立ち上げたのだが、私はASCONが機能性表示食品の届け出書類の外部評価を実施することを提案した。阿南さんはこの提案を受け入れて科学者委員会を設置し、外部評価が始まった。

こうして長年医薬品の研究をしていた私が、食品安全委員会の発足とともに食品のリスク評価とリスクコミュニケーションにかかわるようになり、そして、機能性表示食品制度の発足とともに、健康食品にも関係するようになった。当初私は健康食品に対して厳しい見方をしていた。それは厚労省、食品安全委員会、日本医師会などと共通する見方であり、はっきりいえば「そんなものが効くはずはない。消費者はだまされているんだ」という先入観をもっていた。

しかし、多くの健康食品関係者や消費者の話を聞き、健康食品に対する理解を深めるに従って、見方は変わった。消費者は決してだまされているのではなく実際に効果を感じていること、健康食品の効果が小さく見えるのは、プラセボ対照という健康食品の試験法に問題があり、効果が過小評価されるためであること、そして、行政や医師会や私たち薬理学者が健康食品を評価しないのは、法律的な裏づけがないためであることに気づいたからだ。

このことを多くの人に理解していただく必要があると考えたことが本書執筆の動機である。

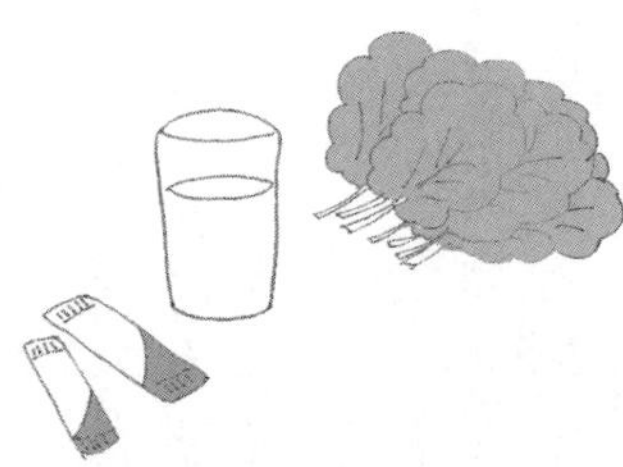

第２章　健康食品の種類

1　食薬区分

日本の法律は私たちが摂取するものを食品と医薬品に二分して、食品は「食品衛生法」と「食品表示法」など、医薬品は「医薬品、医療機器等の品質、有効性及び安全性の確保等に関する法律」（通称「薬機法」）に基づいて規制を行っている。このような食品と医薬品の厳重な区別を「食薬区分」と呼んでいる（図表２—１）。

食品衛生法第４条には、「食品とは、全ての飲食物をいう。ただし、薬機法に規定する医薬品、医薬部外品及び再生医療等製品は、これを含まな

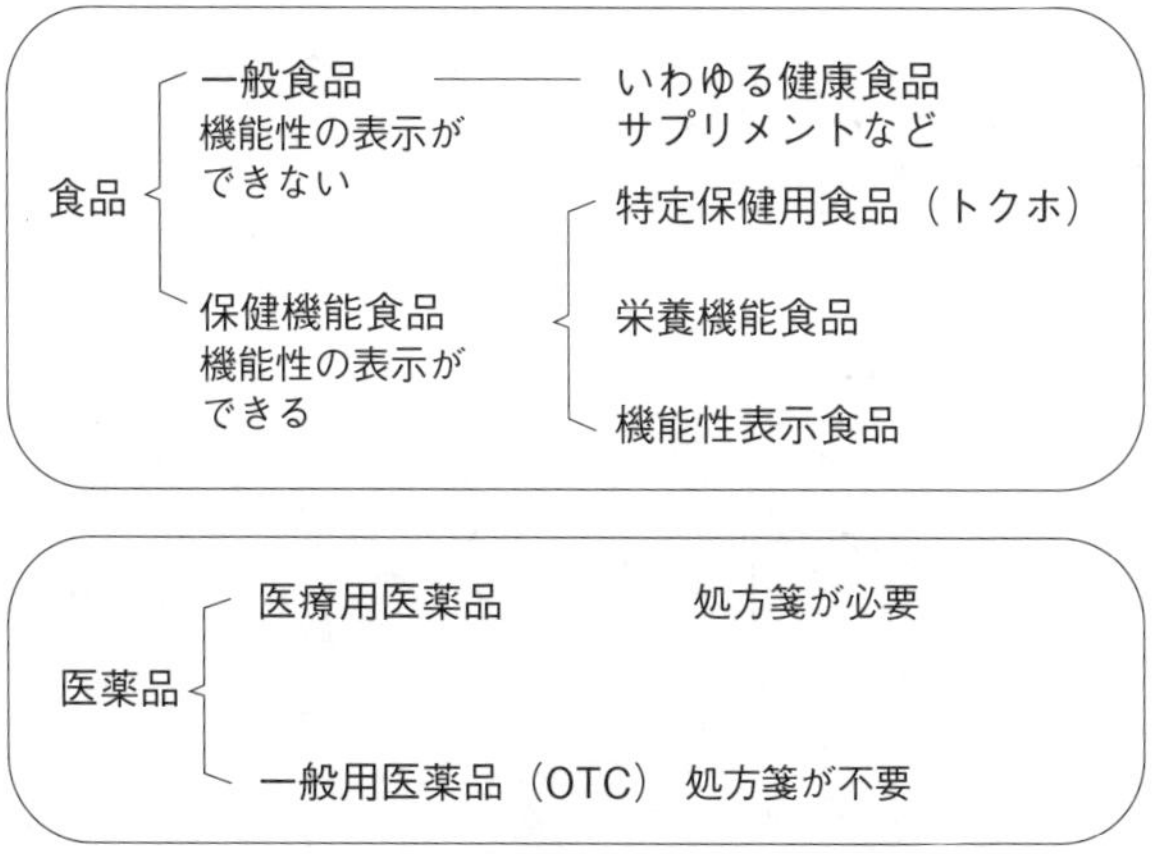

食品
- 一般食品　機能性の表示ができない ―― いわゆる健康食品　サプリメントなど
- 保健機能食品　機能性の表示ができる
  - 特定保健用食品（トクホ）
  - 栄養機能食品
  - 機能性表示食品

医薬品
- 医療用医薬品　処方箋が必要
- 一般用医薬品（OTC）　処方箋が不要

図表２－１　食品と医薬品の分類

い。」と書かれている。

他方、薬機法第2条では医薬品を「日本薬局方に収められている物」などとしている。日本薬局方は医薬品の規格基準書で、これに収載されたものが医薬品である。混乱を避けるために厚労省は、医薬品に該当する成分については、「専ら医薬品として使用される成分本質（原材料）リスト」（通称「医薬品リスト」）に記載し、該当しない成分については、「非医薬品リスト」に例示している。

また、薬機法第14条には、「医薬品の製造販売をしようとする者は、品目ごとにその製造販売についての厚生労働大臣の承認を受けなければならない」とあり、第68条には、「何人も、医薬品であって、まだ承認を受けていないものについて、その名称、製造方法、効能、効果又は性能に関する広告をしてはならない」とある。

それでは、健康食品はどうなるのだろうか。健康食品は食品であり、もし効能効果を広告すれば、薬機法14条違反の「未承認医薬品」として取り締まりの対象になる。面倒なのは、ビタミンやミネラル類をはじめとして、食品の成分でありながら医薬品として収載されている成分がかなりあることだ。リンゴにはビタミンCが含まれているから医薬品として効能効果を表示してもいいのかというと、そうはいかない。それは、リンゴは医薬品として厚労大臣の認証を受けていないからだ。

逆に、健康食品に「医薬品リスト」へ収載されている成分が含まれている場合は、ただちに「医薬品」と判断され、未承認医薬品として取り締まりの対象になる。ただし、これには多少の例外があることは後で述べる。

ということで、食品について効能効果を広告することはできない。しかし、健康食品は効能効果を公告しなければ売れない。どこまでであれば薬機法だけでなく景品表示法や健康増進法に違反しないか。ぎりぎりの戦いが健康食品事業者と、表示を取り締まる消費者庁の間で行われている。

2　食品の機能

(1)　3つの機能

医薬品の機能は、病気の診断、予防、治療の３つである。それでは、食品の機能は何だろうか。

私たちが食品を摂取する第一の理由は「空腹を解消するため」であり、それは活動のためのエネルギーを供給するための本能行動である。したがって、食品の第一の機能は「栄養」である。炭水化物、たん白質、脂質を三大栄養素と呼んでいるが、これらの主な働きはエネルギー源になることなので、エネルギー産生栄養素とも呼ばれる。

私たちが飲食をする理由は、空腹だけではない。食事の「おいしさ」を楽しむという理由が大きい。昔から、食品は味だけでなく見かけやにおいや舌触りなどの感覚の向上に努められてきた。そんななかで、和食、中華、フレンチ、イタリアンなど、世界各地で独特の料理が生まれた。味には、甘味、酸味、塩味、苦味の４つがあることは古くから知られていたが、池田菊苗東大教授は１９０８年に昆布のうま味成分がＬ‐グルタミン酸ナトリウムであることを発見し、「味の素」として売り出した。これがきっかけになって「うま味」が５番目の味覚であることが認められ、ＵＭＡＭＩという日本語が世界に通用する用語になった。

ちなみに、甘味は糖分の味、うまみはたん白質の味で、ともに身体の構造と機能の維持に必須であり、だからたくさん食べたい美味しい味と感じる。他方、酸味は腐敗したものの味、苦味は有毒の可能性がある化学物質の味で、食べることを避けさせる味である。酸味や苦みが好きという人もいるが、それは大人になってからの好みであり、子どもは本能的に嫌う。塩味は複雑で、少量は体にとって必須なのでおいしいと感じるが、多量は有害なので嫌な味と感じる。

こうしてみると、大事な栄養成分である脂肪の味がない。これまでは脂肪をおいしく感じるのは甘味とうまみの組み合わせと考えられてきた。ところが、2015年に脂肪の味を感じる神経があることが発見され、「脂味」が6番目の味覚になった。

食事は個人的な楽しみであるだけでなく、集団で食事を共にすることで社会的なつながりを強固にする働きもある。したがって、食事の第2の機能は「楽しみ」であり「感覚」であるということができる。

食事の第3の機能は、体調を整えて健康を保つことである。紀元前200年ごろ書かれた『黄帝内経』には「聖人は既病ではなく、未病を治す」として予防医学の重要性を説いた。また、穀類は五臓を養い、果物は五臓の働きを助け、肉類は五臓を補い、野菜は五臓を充実させるとして、食物が内臓の働きを助けることにより健康を保つと述べている。2千年前にすでに食品と身体機能の関連を考えていたのだ。

日本でも昔からニンニクとかスッポンとか、ある食品を食べると元気が出る、病気にならない、病気が治るなどの話は後を絶たない。食事は空腹を満たすだけでなく、健康を守るためにも必要であることを多くの人が信じていたのだ。それが科学的に証明されて、単なる迷信ではないことが示されたのは明治時代のことだった。

(2) 食品による病気治療

① 脚気の原因

多くの人が苦しんでいた脚気という病気がある。神経の炎症を起こして手足がしびれ、心不全が起こって体がむくみ、死亡することもある。江戸には脚気の病人が多かったため、江戸患いと呼ばれ、明治時代から戦後まで、年間1万人から2万人が脚気で死亡し、幼児の死亡も多かった。

明治政府は欧米の制度をまねて近代的な陸海軍を創設して軍備を増強したのだが、脚気が兵士の間で流行し、陸海軍とも兵士の4分の1ほどが脚気で倒れていたという。そこで、政府が医学界に求めたのが脚気の原因と治療法の研究だった。しかし、成果はなかなか出なかった。

そのなかで、海軍軍医の高木兼寛は、兵士が食べていた和食のタンパク質不足が脚気の原因と考え、1884年に白米の代わりにパンを主食にする洋食に切り替えた。その効果は劇的で、2年後には脚気になる海軍兵士はほとんどいなくなった。しかし、兵士はパンを嫌い、米飯を求めたため、パンから麦飯に切り替えられたのだが、これも大きな予防効果があった。麦に脚気を予防し、治療する効果があったのだ。江戸の人たちは麦飯ではなく米飯を食べていたため江戸患いになったのである。

高木の功績は大きかったが、それがすぐに認められて脚気の治療に取り入れられることはなかった。当時の日本はドイツ流の「科学に基づく医療」

を取り入れることに熱心で、理論がわからないけれど結果が出たという「経験に基づく医療」を評価する医学関係者はほとんどいなかったのだ。

さらに高木が信じていた「タンパク質説」は間違いで、食事中のタンパク質を増やしても脚気の治療にならないことが証明されてしまった。そのため、陸軍はあいかわらず白米中心の和食を続けた。高木の説を信じなかっただけでなく、兵士にとって白米のご飯は何よりのごちそうであり、麦飯を嫌ったため、兵士の食事の「楽しみ」を無視できなかったのだ。そのような事情で陸軍軍医のトップであった森林太郎（森鷗外）総監が反対したため陸軍は麦飯を取り入れることはなく、その結果、1894～95年に行われた日清戦争の戦死者の約2割に当たる4000人が脚気で死亡した。陸軍が白米に麦を3割加える食事に変更して脚気を減らしたのは、海軍より30年も遅れた1913年であり、そのきっかけは脚気の原因がわかったことだった。

その3年前の1910年に東京大学農学部教授の鈴木梅太郎は、白米を食べさせると実験動物が脚気になり、米糠、麦、玄米を食べさせると脚気が治ることを見つけたのだ。そして、米糠から有効成分を抽出して「オリザニン」と名づけた。食事と健康の関係が科学的に示された画期的な研究だった。これで脚気の原因も治療法も見つかったはずなのだが、それでも問題は解決しなかった。

当時の医学界では、脚気は伝染病か毒物による食中毒と考えられていた。そんななかで、医学とは無関係の農学者である鈴木が「脚気の原因は食品だ」と言っても、医学界から無視された。海軍軍医の高木兼寛が麦飯で脚気を予防したときから脚気と食品の関係がたびたび議論されたのだが、医学界の主な意見は「病気が食品で治るはずがない」というものだった。

②ビタミンB_1、Cの発見

オリザニンは脚気の治療薬として使われたのだが、その効果はそれほど強くはなかった。オリザニンの有効成分はビタミンB_1であり、飲んでも吸収されにくく効果が弱かった。また、脚気に苦しむ人は多かったが、オリザニンは高価な薬で、一般の人には広まらなかった。この問題を解決したのも食品だった。

ニンニクに含まれるアリシンとビタミンB_1が反応すると、消化管から簡単に吸収される物質ができることが１９５０年にわかったのだ。この物質は体内でビタミンB_1に戻り、脚気の予防と治療に強い効果を示した。武田薬品がこの物質を製品化し、アリシンとオリザニンを組み合わせて「アリナミン」と名づけて売り出した。アリナミンが医薬品として使われるようになると脚気の患者は激減し、50年には年間４０００人近くいた患者が、65年には95人に激減した。

１９１０年、オリザニンすなわちビタミンB_1の発見直後に発見されたのが、ビタミンCだった。15世紀に始まる大航海時代には、何カ月もの間船上で保存食を食べ続けた船員が壊血病にかかり、合計２００万人が命を落としたといわれる。18世紀にはレモンなどの柑橘類が壊血病の予防と治療に有効なことがわかったのだが、有効成分は不明だった。28年にハンガリーのセントジョルジが、ついに有効成分がビタミンCであることを発見し、37年にノーベル賞を受賞した。ビタミンCと同様の重要性をもつビタミンB_1を発見した鈴木梅太郎がノーベル賞を受賞できなかった理由は、オリザニンの発見を報告した論文にその意義を十分に記載していなかったことと、日本の医学界が鈴木の功績を評価しなかったためといわれる。

(3) 食品機能の発見

こうして食品にはビタミンという疾病予防効果がある成分が含まれることが明らかになったが、それ以外の成分についての研究は進まなかった。この状況を変えたのが、１９８４年に始まった藤巻正生東大教授を代表とする文部省大型研究「食品機能の系統的解析と展開」であり、これにより食品の機能に関する組織的な研究が始まった。その結果、食品には生態調節機能をもつ微量の物質が含まれていることが明らかにされたことは藤巻正生著『機能性食品と健康―食品は進化する―』に記載されている。こうして、食品の３番目の機能が明らかにされ、特定保健用食品（トクホ）の誕生につながった。

同じ１９８４年に厚生省は本田技研工業の本田宗一郎最高顧問を座長にして「国民健康会議」を設置した。実は私は60年に東大に入学した後、本田さんの息子さんの家庭教師をしていたため、本田さんとはよくお会いした。まだ若かった本田さんはスポーツカーが大好きで、英国製の真っ赤なスポーツカーに乗せてもらい、当時唯一の６車線自動車専用道路だった第三京浜を時速２００キロで飛ばして、ひざがすくんだことを今もよく覚えている。本田さんの夢は自分の会社でスポーツカーを製造することで、63年に最初のスポーツカーＳ５００を販売したことはご存知の通りだ。仕事ではきわめて厳しい人だったが、息子には優しかった。

その国民健康会議の結論について昭和60年版厚生白書は次のように書いている。『長い人生を健康で生き生きと暮らすことができるならば、若年世代の経済的な負担が軽減できるだけでなく、高齢者が積極的に社会参加を行い、社会に貢献していく可能性が広がるため、社会の活力は一段と高まるに違いない。特にこれからは、人生80年時代にふさわしい健康観が求められるとともに、健康づくりの方法も一律の押し着せ的なものでなく、民間の自発的な創意や活力を行政施策とうまく調和させることにより、柔軟な健康づくりのシステムをつくっていくことが必要である。』

今でいうセルフメディケーションの重要性と、企業による健康サービス、すなわち健康産業の必要性について述べている。そんな時代の流れのなかで食薬区分に小さな穴をあける保健機能食品が誕生することになる。

3 特定保健用食品（トクホ）

(1) トクホ誕生以前

トクホが誕生する前の健康食品の状況について、既出の『健康食品入門』から引用する。著者らの分類によれば、図表2—2に示すように健康食品のなかに自然食品が入っている。著者は『食効を期待する健康食品がいわゆる狭義の健康食品であり、また健康食品は自然食品が前提なので、合わせて「健康自然食品」と呼ばれる』と述べている。自然食品とは単に加工食品と対比した概念ではなく、生のものにあっては露地栽培の有機栽培であること、あるいは完全に天然・野生であ

図表２－２　トクホ誕生以前の健康食品

健康食品	自然食品	有機栽培野菜・果実 無添加純性食品 天然・野生食品
	ダイエット食品	低カロリー食品・低ナトリウム食品・調整油脂食品・高蛋白食品等
	医療用食品	病者用特別用途食品
	栄養補助食品	天然ビタミン・天然ミネラル等
	健康食品	健康増進栄養食品 食効食品

資料：難波恒雄・松繁克道 共著『健康食品入門』保育社（1986年）より引用

るという約束事があり、栽培品ではなく野生のシイタケが自然食品であり、化学肥料を海に入れて養殖するワカメは自然食品ではないとも述べている。食効食品として紹介されているのはアシタバ、柿葉、トチュウ、アマチャヅル、センカクソウなどの古くから民間治療薬に使用されていた食品であり、野生とか天然という概念が健康という概念に結びついていたことがよくわかる。

(2) トクホ誕生

食品機能の研究成果として誕生したのが「機能性食品」あるいは「保健機能食品」である。研究の進展を受けて厚生省は１９９１年に「特定保健用食品（トクホ）」制度を創設し、第1号として低アレルゲン米が認められた。トクホについては本シリーズで『特定保健用食品入門』が出版されているので詳細はそちらに譲り、トクホ誕生とその後の変遷について概略を述べる。

トクホ誕生以前には薬事法、現在の薬機法と、第6章で述べる厚生省薬務局長「46通知」により食薬区分は厳重に守られ、いわゆる健康食品は厳しく取り締まられた。この状況を変えたのが前述の通り1984年に始まった文部省大型研究による食品の第3機能の発見だった。その後89年に機能性食品懇談会が「社会のニーズに応えた健康づくりの手段として体調調節機能が期待できる食品（機能性食品）の活用が望まれる」という中間報告を厚生省生活衛生局長に提出し、90年に機能性食品検討会が「機能性食品の制度化について」と題する報告を行った。これを受けて91年に厚生省は栄養改善法施行規則を一部改正して、特別用途食品の一部としてトクホ制度が発足した。

トクホ制度が検討されているときには、本当に効能があるなら医薬品にすればいい、医薬品との相互作用が懸念される、健康食品に依存して正当な医療の機会を失わせるおそれがあるなどの反対があった。対立の妥協点は、安全性の確保と、病人の治療目的の使用を制限することだった。医薬品との混同を避けるために当時は錠剤・カプセル形状のトクホは禁止され、「明らか食品」だけが許可になった。

厚生省がトクホを認めた理由は、トクホの使用により国民の健康増進を図ることができれば、際限がない増加が問題になっていた医療費を削減できるという期待だった。その裏側には、多くの消費者がトクホを選ぶことによって、安全性も効果も不明ないわゆる健康食品を排除できるのではないかという期待もあった。

トクホは「お腹の調子を整える」「コレステロールの吸収を抑える」「食後の血中中性脂肪の上昇をおだやかにする」などの特定の保健の目的が期待できる旨の表示を行うものであり、有効性については厚労省、安全性については内閣府食品安全委員会の審査を受ける必要がある。表示については消費者庁長官の許可を受ける必要があり、許可を受けた製品にはトクホのマークが表示される（図表2―3）。

2001年に保健機能食品制度が発足し、そのなかにトクホと栄養機能食品が入ることになった。また、それまで禁止されていた錠剤・カプセル形状の健康食品が認められた。その結果、国内だけでなく海外で販売されていた錠剤・カプセル形状のいわゆる健康食品を食品として販売することが可能になったのだが、その詳細は後で述べる。

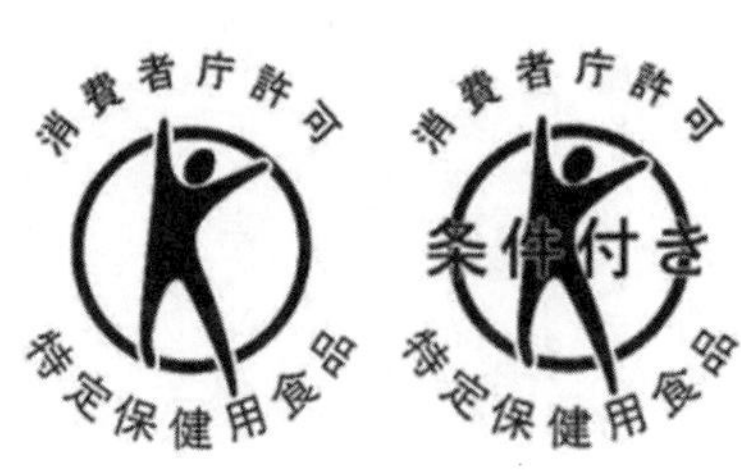

図表2－3　特定保健用食品（トクホ）マークと条件付きトクホマーク

2002年には、高齢化社会と生活習慣病の増加への対応を目的とする「健康日本21」の基本理念に沿った「健康増進法」が制定され、栄養改善法が廃止された。そして、トクホはこの法律が定める特別用途食品に規定された。その結果、図表2―4に示すように、トクホは食品表示法で規定する保健機能食品と健康増進法で規定する特別用途食品の2つの顔をもつことになった。

(3) トクホの世界への影響

トクホの誕生は、健康食品に対する考え方や使い方に大きな変化をもたらした。ビタミン剤がビタミン不足による疾病の治療薬として開発されたように、かつての健康食品はサプリメント、すなわち食事で不足する成分を補充するという考え方が主流だった。ところが、トクホ誕生以後は、食品がもつ成分が健康を維持し、病気を予防する効果があるという意識が強くなった。トクホすなわち特定保健用食品の英訳はFood for Specified Health Use、略称はＦＯＳＨＵだが、食品が健康につながるという考え方はＦＯＳＨＵをきっかけにして世界に広がった。

ただし、欧米の科学者の間には冷めた見方もある。たとえば栄養学分野では定評がある米国の『ロス医療栄養科学大事典』は、天然がいいという考え、表示その他の大量の情報、医薬品より安価なこと、医薬品より副作用が少ないという思い込み、健康な食事が健康を増進して疾病を予防すると考える人が増えたことがＦＯＳＨＵの消費を増やしたと記述している。これは厚労省などによる健康食品に対する懐疑的な見方と類似する。医学関係者を中心にして、食品はあくまでサプリメントとして使用すべきであり、健康維持や病気予防効果は医薬品の役割という考え方が日米と同様に根強いことを表している。このような「食薬区分」の先入観をどのように解消するのかは世界的に深刻な問題である。

(4) 審査基準の変更

２００５年に厚生労働省医薬食品局長通知『「健康食品」に係る制度の見直しについて』によりトクホの審査基準が変更され、図表２―４に示すような４種類のトクホが誕生し、消費者にはわかり

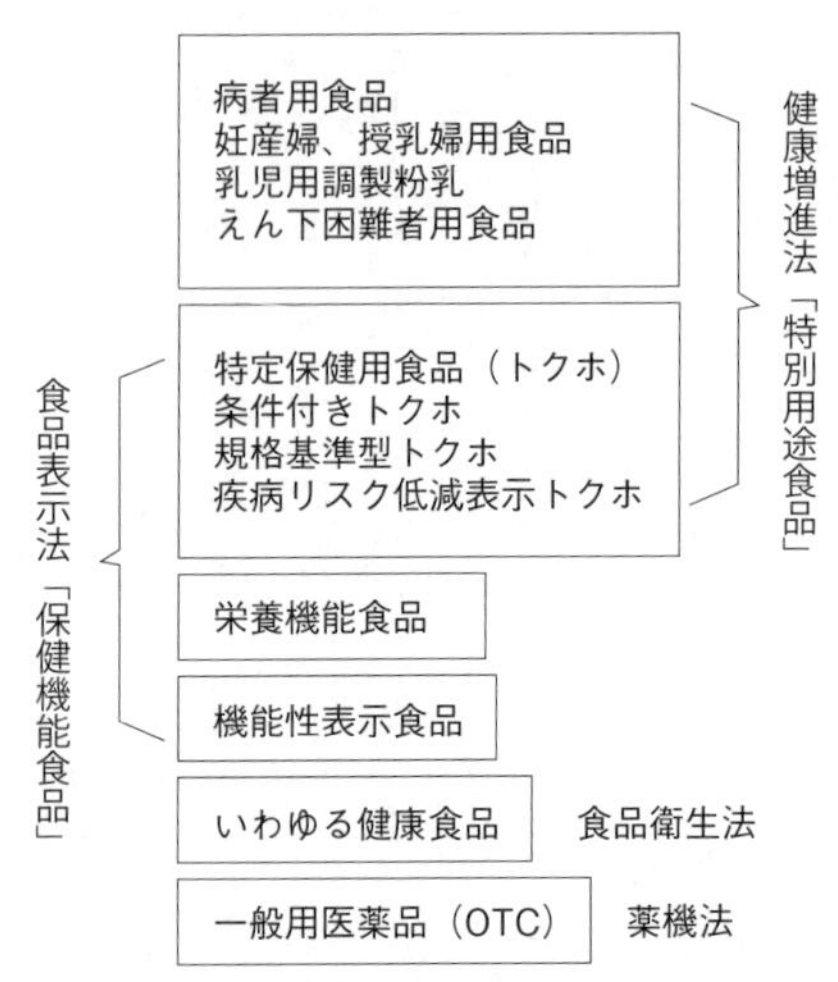

図表2－4　保健機能食品と特別用途食品

にくい制度になった。

① 基準の緩和

審査基準変更の一番目は基準の緩和である。

トクホの表示許可を得るためには、ヒトで安全性と有効性を確認する臨床試験が必要であり、その費用は億単位になるといわれる。後で述べるように、臨床試験で有効性を証明することは簡単ではない。そこで、有効性の証明がしやすくなるような規制緩和が行われて、「条件付きトクホ」が導入された。図表2―5に示すように、ランダム化比較試験すなわちプラセボ対象試験で有意差を得る場合に、危険率を5％以下から10％以下に緩和すること、作用機序が不明確なものも許容し、作用機序が明確であれば非ランダム化比較試験でも良いことにしたものである。ヒト臨床試験では3つの要素が重視される。その一つはランダム化、

図表２－５
特定保健用食品（トクホ）と条件付きトクホ

臨床試験 ＼ 作用機序	ランダム化比較試験		非ランダム化比較試験
	危険率５％以下で有意差あり	危険率10％以下で有意差あり	危険率５％以下で有意差あり
明　確	トクホ	条件付きトクホ	条件付きトクホ
不明確	条件付きトクホ	条件付きトクホ	－

すなわち試験群と対照群の被験者の性別、年齢、体重、疾患の程度など、試験に影響を及ぼす可能性があるすべての条件を同程度にそろえることである。２番目は二重盲検、すなわち被験者も被験者に試験薬を投与する医師も、投与するのが試験薬なのかプラセボなのか知らないことであり、その目的は試験群と対照群での心理作用の程度を同等にすることである。そして３番目が対照群としてプラセボを使用するのか、それ以外を使用するのかの選択である。

「条件付きトクホ」では３つの条件のうち、ランダム化を免除している。その理由は、多くの条件がそろった２群を設置するためには多数の被験者を集める必要があり、その費用は１億円を超す額になるためと考えられる。しかし、ランダム化を免除すると２群の同一性が保証できなくなり、正確な比較が困難になるという欠点がある。

「条件付きトクホ」として許可になった製品はこれまでに2つしかない。最初の製品には次のように表示されている。『本品は、豆鼓エキスを含んでおり、根拠は必ずしも確立されていませんが、中性脂肪が高めの方に適している可能性がある食品です。【作用機序が不明確】』。

トクホを購入する目的は健康の維持と増進だが、表示にこれだけあいまいな内容が書かれていると購買意欲が湧かないだろう。しかも、この製品は取り消しになったので、現在は一つの製品しかない。

②規格基準型トクホの導入

二番目は、規格基準型トクホの導入である。これは十分な科学的根拠が蓄積されている関与成分については、定められた規格基準への適合性のみの審査で許可される製品で、食物繊維難消化性デキストリンと乳果オリゴ糖製品がある。

③疾病リスク低減表示の容認

三番目は、医薬品でしか認められていなかった疾病リスク低減表示が特例として容認されたことである。現在認められているのは、若い女性のカルシウム摂取と骨粗しょう症になるリスクの関係、女性の葉酸摂取と神経管閉鎖障害をもつ子どもが生まれるリスクの関係である。

この2つは国が決めた基準に沿った製品だが、その後、茶カテキンによるメタボ発症リスク低減、EPA・DHAによる心血管疾患リスク低減、桑の葉由来イミノシュガーによる2型糖尿病発症リスク低減の3種類の疾病リスク低減表示の許可申請が行われ、審査中である。

④ 保健機能食品の表示義務化

四番目は、保健機能食品には「食生活は、主食、主菜、副菜を基本に、食事のバランスを」と表示することが義務化されたことである。

(5) 消されたトクホ

トクホの安全性は発売前に厳しく審査されるのだが、そんなトクホがあいまいなリスク情報により消された事件があった。食用油エコナは1988年に厚労省の審査を経てトクホとして許可になり、脂肪が蓄積しにくい油として人気商品になった。

他方、発売当時から一部の科学者の間で、エコナの主成分であるジアシルグリセロールはがんの原因になるという誤解があった。念のため確認試験を実施して、その評価を2005年から食品安全委員会が行うことになった。細胞内にジアシルグリセロールが入ると発がん促進作用を示すことは事実だが、経口摂取したジアシルグリセロールは分解されてそのまま細胞内には入ることはないので、発がん性は考えられない。動物実験の結果も発がん性を否定していた。だからトクホに認定されたのだ。にもかかわらず、一部の専門委員の意見でエコナの審議が長引いた。

よく似た例が、私が現役時代に研究していたカルシウムだ。実は、カルシウムは細胞内に入ると強い毒性を発揮する。しかし、経口摂取したカルシウムは細胞膜を通過できないので細胞内に入らない。だから、カルシウムを摂取しても毒性が出ることはない。

2009年になると、別の問題が起こった。多くの食用油にはグリシドール脂肪酸エステルが含まれているのだが、これが体内で発がん性が疑われるグリシドールに変化する可能性があるという海外情報が入ったのだ。これは、単なる注意情報であり、実際にグリシドールに変化するリスクは小さい。もし少量がグリシドールに変わったとしても、それでがんが発生するのか確かではない。にもかかわらず、エコナには他の食用油より多量のグリシドール脂肪酸エステルが含まれていたため、食品安全委員会の一部の専門委員から「エコナの販売を止めるべき」という意見が出された。これが「エコナに発がん物質が入っている」という間違った情報になって広がり、消費者団体がトクホの認可取消しと販売の停止を求めた。鳩山内閣発足直後のことであり、福島瑞穂消費者担当大臣がこの問題に緊急に対応する方針を表明し、泉健太大臣政務官がトクホ取消しを含めた対応を検討するという政治主導の大きな騒動に発展し、発売元企業はトクホの取り下げと販売の停止に追い込まれた。

２０１４年になって食品安全委員会はエコナには発がん作用がないこと、グリシドール脂肪酸エステルには毒性が認めらないこと、これが体内でグリシドールに変化することはないことを発表し、エコナの疑いは完全に晴れた。企業はエコナの製造法を変更して、グリシドール脂肪酸エステルの量を減らした。それでも人気のトクホが復活することはなかった。この出来事は、安全性について厳しい審査を受けて合格したトクホに実は発がん性があったというフェイクニュースになって拡散し、トクホの信頼性と評判を大きく損なうことになった。

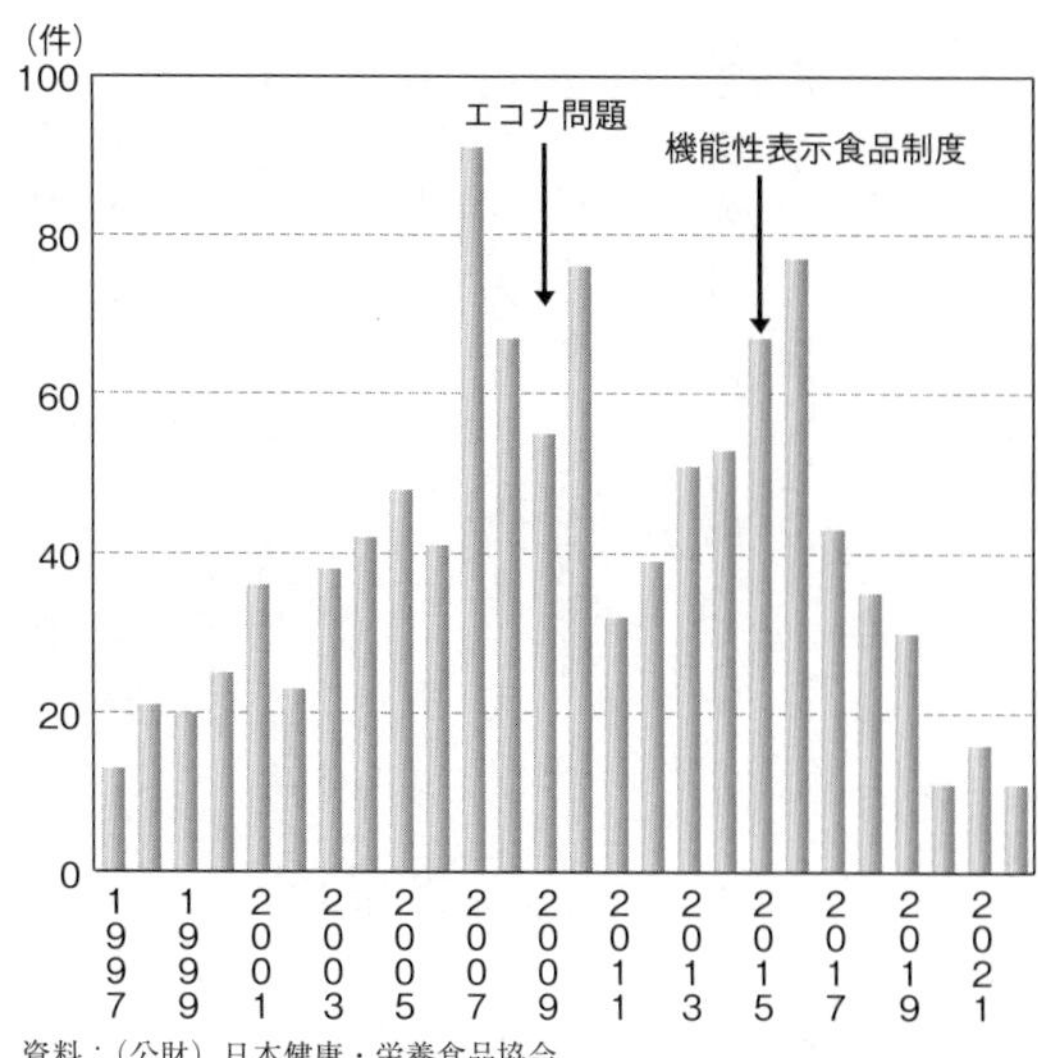

資料：(公財) 日本健康・栄養食品協会

図表2－6　特定保健用食品（トクホ）の年間許可数の推移

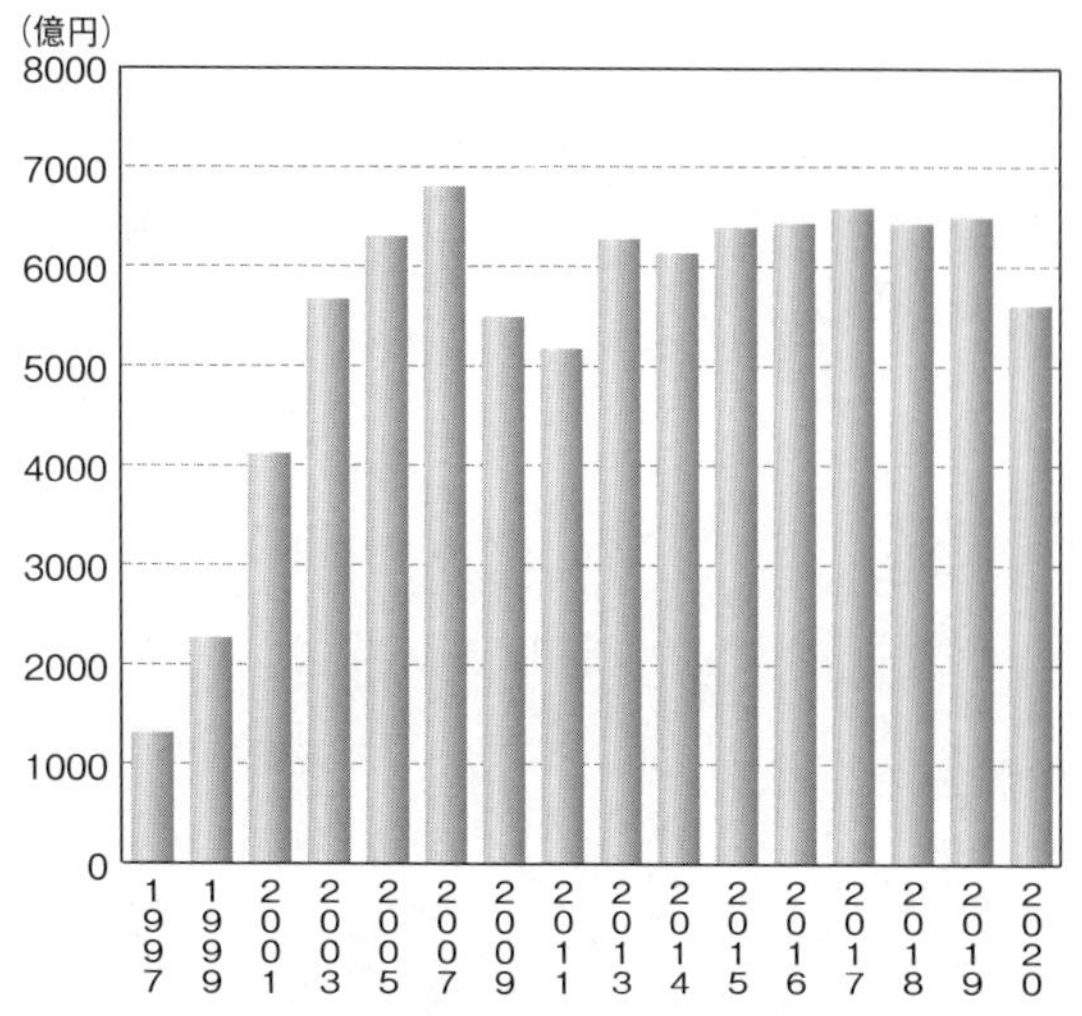

資料：(公財) 日本健康・栄養食品協会

図表2－7　特定保健用食品（トクホ）の市場規模

(6) トクホの市場規模

トクホの年間許可数の推移を図表2―6に示す。2009年までは、許可数はほぼ一直線に増加したのだが、11年に大きく減った。12年以後、許可数は再び増加したのだが17年に大きく減少し、その後は減少が続いている。11年の減少はエコナ問題の直後であり、その影響を受けた可能性は否定できない。17年以後の大きな減少は、機能性表示食品制度の発足の影響である。

トクホの市場規模を図表2―7に示す。日本健康・栄養食品協会の調査では、トクホの市場規模は1997年には1315億円、その10年後の2007年には6798億円と大きく成長した。しかし、09年には5494億円、11年には5175億円と大きく減少している。13年には6275億円まで回復したが、その後は成長が止まり、20年には5610億円と、ピーク時の8割強まで減少している。図表2―6に示すように、許可数が激減していることから、市場規模も今後は縮小するものと考えられる。

現在販売されているトクホを機能別に分類したものを図表2―8に示す。当初は、すべての製品が「明らか食品」であり、錠剤・カプセル形状の製品はなかったが、消費者庁は2014年にトクホとして認められる食品形態に、錠剤・カプセルなどの形状も含まれるとの見解を改めて示した。現在は錠剤形状の製品が販売されているが、消費者庁「特定保健用食品許可(承認)品目一覧」では、これを「錠菓」、すなわち「錠剤の形をした菓子」として分類し、いまだにトクホはすべて「明らか食品」という形式を保っていることになる。

図表2－8　特定保健用食品（トクホ）の機能別分類

機　能	形　態	機能性成分
血圧の高い方に	清涼飲料、乳酸菌飲料、顆粒、乾燥スープ、即席みそ汁、錠果など	GABA、ブナハリタケエキス、カゼインドデカペプチド、かつお節オリゴペプチド、サーデンペプチド、ラクトトリペプチドなど
血糖値の高い方に	清涼飲料、テーブルシュガー、乾燥スープ、コーヒー飲料、茶系飲料、錠菓など	L-アラビノース、グァバ葉ポリフェノール、小麦アルブミン、難消化性デキストリン、豆鼓エキス
中性脂肪の高い方に	ソーセージ、清涼飲料、茶系飲料、錠果など	DHA、EPA、ウーロン茶重合ポリフェノール、グロビン蛋白分解物、ベータコングリシニン
体脂肪率の高い方に	コーヒー飲料、清涼飲料など	コーヒー豆マンノオリゴ糖、茶カテキン、ジアシルグリセロールなど
コレステロールの高い方に	顆粒、即席麺、ビスケット類、清涼飲料、茶系飲料など	キトサン、植物ステロールエステル、大豆タンパク質、茶カテキン、リン脂質結合大豆ペプチド、低分子化アルギン酸ナトリウムなど
お腹の調子が悪い方に	発酵乳、乳酸菌飲料、テーブルシュガー、調味酢、コーヒー飲料、清涼飲料、シリアル、即席麺など	ビフィズス菌、乳酸菌、ガセリ菌、ガラクトオリゴ糖、サイリウム種皮、難消化性デキストリンなど
カルシウムが不足している方・強い骨を作りたい方に	とうふ、ふりかけ、清涼飲料水、乳飲料、納豆、豆乳、錠果など	カルシウム、クエン酸リンゴ酸カルシウム、カゼインホスホペプチド、大豆イソフラボン、納豆菌、フラクトオリゴ糖など
鉄分が不足している方に	清涼飲料、ゼリー	ヘム鉄
歯の健康を維持したい方に	チューインガム、キャンデー、チョコレート、錠果など	キシリトール、マルチトール、緑茶フッ素など

4 栄養機能食品

トクホが誕生した当時は錠剤・カプセル形状のものは医薬品と判断されたのだが、2001年に変更され、形状ではなくそこに含まれる成分等で医薬品かどうかを判断することになった。それから後は、錠剤やカプセルの形状も健康食品として許可の対象になっている。この措置の背景には、米国で販売されている健康食品の多くが錠剤・カプセルの形状であり、これを食品として認めないことは非関税障壁という米国からの圧力があったことは第6章で述べる。この規制緩和により、規格基準型の栄養機能食品制度が始まり、トクホと合わせて保健機能食品と呼ばれた。

栄養機能食品はビタミンとミネラルの補給のための食品であり、国の審査を受ける必要はなく、科学的根拠が確認されている栄養成分を一定の基準含んでいれば、その機能を表示できる制度であり、個別の許可申請を行う必要がない自己認証制度になっている。

機能の表示をすることができる栄養成分は、脂肪酸1種類（n-3系脂肪酸）、ミネラル6種類（亜鉛、カリウム、カルシウム、鉄、銅、マグネシウム）、ビタミン13種類（ナイアシン、パントテン酸、ビオチン、ビタミンA、B_1、B_2、B_6、B_{12}、C、D、E、K、そして葉酸）である。そして、たとえば「n-3系脂肪酸は、皮膚の健康維持を助ける栄養素です」などという栄養機能表示が許可されている。

矢野経済研究所によれば、2019年度の栄養補給食品市場は263億円である。その大部分が栄養機能食品としても、健康食品市場

1兆4000億円の2%以下の小さな市場である。日常的にビタミンを補給する人は多いが、その多くが一般用医薬品(OTC)であるビタミン剤を購入しているのではないかと推測される。

5 機能性表示食品

機能性表示食品は3番目の保健機能食品であり、国の定めるルールに基づいて事業者が食品の安全性と機能性に関する科学的根拠などの必要な事項を消費者庁長官に届け出れば、機能性を表示することができる。国が審査をしないことが大きな特徴であり、事業者は、販売しようとする健康食品、あるいはその有効成分の有効性を示す論文が1報あれば、届け出ることができる。

トクホと比べると経費も時間もかからない簡便な仕組みであることから、2015年に制度が発足して以来、急速に届出件数が増加し、9年目を迎えた23年3月には6588件になった(届出撤・を含む)。トクホが制度発足以来30年間で1千件強しか許可になっていないことと比べると、大きな成功を収めた制度といえる。その影響でトクホの許可数が激減したのだ。機能性表示食品の詳細については、第3章で述べる。

6 いわゆる健康食品

いわゆる健康食品とは、トクホ、栄養機能食品、あるいは機能性表示食品ではないにもかかわらず、健康維持の機能を表示する食品を指す。健康食品市場は約1兆4000億円、そのうちトクホが約5600億円、機能性表示食品が約

図表2－9　健康食品と有効性成分の例（1）

	食品など	機能性成分
1		α－リポ酸
2		CBD 大麻成分
3		DHA･EPA（オメガ 3 脂肪酸）
4		DNA・RNA（核酸）
5		GABA
6		HMB（β - ヒドロキシ - β - メチル酪酸）
7		L －カルニチン
8		L －テアニン
9	青汁	
10		アスタキサンチン
11	亜麻仁油	
12		アミノ酸
13		アルギニン
14	アロエ	
15	イチョウ葉	
16		イヌリン
17	ウコン	
18		エクオール
19		オルニチン
20	牡蠣	
21		カテキン
22		カルシウム
23	肝臓エキス	
24	ギムネマ	グルクロン酸
25		葛の花由来イソフラボン
26		グリシン
27		グルコサミン・コンドロイチン
28	クロレラ	
29	桑の葉	イミノシュガー
30	酵素	
31		コエンザイム Q10
32	ゴマ	セサミン
33		コラーゲン
34	サラシア	
35		サポニン
36		シトルリン
37	しょうが	
38		食物繊維
39	酢	酢酸
40	スッポン	

図表2－9 健康食品と有効性成分の例 (2)

	食品など	機能性成分
41	スピルリナ	
42		セラミド
43		イソフラボン
44		中鎖脂肪酸
45	朝鮮人参	
46		難消化性デキストリン
47		NMN β-ニコチンアミドモノヌクレオチド
48	乳酸菌・ビフィズス菌	
49	ニンニク	
50	ノコギリヤシ	
51	バラ	
52	ヒハツ	ピペリン類
53		ヒアルロン酸
54	ビール酵母	
55		ビタミンB群・C・D・Eなど
56		フォースコリー
57	プラセンタ	
58		フラボノイド
59	ブルーベリー・ビルベリー	
60		プロシアニジン
61	プロテイン(タンパク質)	
62		プロテオグリカン
63	プロポリス	
64		ペプチド
65		ポリフェノール
66	マカ	
67	ミドリムシ(ユーグレナ)	
68		ミネラル（亜鉛・鉄など)
69		葉酸
70		ラクトフェリン
71		リコピン
72	緑茶	
73		ルテイン
74	霊芝	
75	ローズヒップ	
76	ローヤルゼリー	

3000億円、残りの5000億円あまりがいわゆる健康食品であり、この三者が市場を分け合っている。

健康食品の素材は、植物由来、動物由来、鉱物由来の食品などきわめて多い。また、昔から健康維持や病気治療の効果があると信じられてきたものから、最近発見された食品由来の有効成分までさまざまである。その一部を図表2―9に示す。

いわゆる健康食品の大部分が錠剤・カプセル形状である。いわゆる健康食品は、法律的には通常の食品なので、病気の予防や治療効果を宣伝すれば「未承認医薬品」として薬機法違反に問われる。そこで行われているのがイメージ戦略である。テレビ、新聞、雑誌、ウェブサイトなどで、有名タレントを使って「若さを保つ」などのイメージを作り出すとともに、「使用者の感想」で消費者の購入意欲を高めようとする戦略が成功を収めている。

トクホなどの保健機能食品は効能の表示が厳しく制限され、たとえば「若さを保つ」「美しさを保つ」などの科学的根拠がない表示ができない。これに比べていわゆる健康食品は、薬機法に抵触しないかぎり、使用者の夢と希望を膨らませるイメージに訴えることができる。また、法律上は単なる食品なので、科学的根拠を示すという経費がかかり専門知識を必要とする手順を踏むことなく、商品を売り出すことができる。

ところが、健康食品による健康被害のほとんどすべてがいわゆる健康食品によるものであり、原因は、医薬品類似の錠剤・カプセル形状の食品を許可したことにある。これが健康食品全体に対して厳しい意見がある大きな原因になっている。これについては第5章で述べる。

第３章

機能性表示食品

1　機能性食品の誕生

２００６年の第1次安倍政権の発足にともない、アベノミクスによる経済活性化政策の一環として、健康食品の規制緩和が計画された。07年には議員団体の健康食品問題研究会が発足し、健康食品の機能性表示を可能にすることを提言した。09年に消費者庁と消費者委員会が設置されて、健康強調表示を管轄することとなった。その直後、民主党内閣が成立して多くの政策が変更されたが、健康食品の機能性表示に関する検討は継続し、10年に消費者庁が健康食品の表示に関する検討会の論点整理を発表した。11年に消費者庁の食品の機能性評価モデル事業を日本健康・栄養食品協会が委託業務として実施し、私はこれに協力した。

このような準備段階を経て、２０１３年に発足した第2次安倍内閣は、規制改革実施計画と日本再興戦略に基づき、科学的根拠に基づいて、事業者の責任において食品に機能性を表示できる制度として15年に機能性表示食品制度を創設した。制度の主な特徴は、生鮮食品を含め原則すべての食品が対象となっていることと、届け出られた内容は消費者庁のウェブサイトで公開されていることがあげられる。

その結果、薬局の棚には保健機能食品であるトクホ、栄養機能食品、機能性表示食品の3種類に加えていわゆる健康食品が並び、その近くには処方箋なしに自由に購入できる一般用医薬品（ＯＴ

C）が並んでいるという、消費者にとって選択の幅が広くなった。他方、この状況について消費者委員会では「トクホと機能性表示食品の区別がつかず、とまどっている消費者も増えている」として、制度の問題点を指摘する声も上がっている。

2　機能性表示食品の評価

(1) 相次いだ批判

トクホの安全性は食品安全委員会が、効能については厚労省が厳しく審査する。これに対して、同じ機能性食品でありながら機能性表示食品は、安全性も効能も企業が科学的根拠を添えて届け出るだけいいという大きな違いがある。

消費者庁は届出資料を審査しないが、その内容はすべてウェブサイトで公表し、だれでも見ることができるようになっている。私はこれを「社会による評価制度」と呼んでいる。しかし、これは消費者にとってわかりにくいだけでなく、機能性表示食品制度の不備だという批判が絶えなかった。

2015年4月にこの制度が発足して製品の届出が始まると、この懸念が現実のものになり、クレームが相次いだ。最初に問題になった3つの製品について述べる。

① 蹴脂粒（しゅうしりゅう）：消費者庁届出番号A8

・届出者名：株式会社リコム

・表示しようとする機能性：本品は、キトグルカン（エノキタケ抽出物）を配合しており、体脂肪（内臓脂肪）を減少させる働きがあります。体脂肪が気になる方、肥満気味の方に適しています。

蹴脂粒は2015年4月に消費者庁へ届出が行われた。それ以前に蹴脂粒と同じ成分を含んだ蹴脂茶がトクホとして申請されており、その安全性を審査していた食品安全委員会が、データが不足しているため評価できないと5月に報告したのだ。その結果、トクホとして安全性が認められない成分が、機能性表示食品として認められたのはおかしいというクレームになった。

食品安全委員会による安全性の審査はきわめて厳格である。安全性試験だけでなく、作用機序に懸念があるときにも、これを払しょくする科学的根拠が不十分な場合は評価を行わない。蹴脂茶はその作用機序から考えて多くの臓器に影響がある可能性が指摘されたのだが、これに関するデータが不足していた。だからデータを追加してほしいというものだった。これが、安全性が認められなかったと短絡的に解釈されたのだ。

他方、機能性表示食品については、そもそも食品なので、十分な食経験があれば安全性を認める立場であり、食経験が不十分な場合に安全性試験を行うことになっている。問題の発生を受けて消費者庁が健康被害情報を収集したところ、蹴脂粒と類似のエノキタケ抽出物は25年の流通実績があり、2000年以降、健康被害の報告はなかったという。

8月になって蹴脂茶のトクホ申請は撤回され、蹴脂粒については消費者庁長官が「安全性に問題がある結果が生じているとは認められない」という見解を示し、問題は一応解決して蹴脂粒は通販などで販売が始められた。しかし、一部の消費者団体は機能性表示食品の安全性について制度上の大きな欠陥があるとして、制度の見直しを求める要望書を消費者庁に提出した。

蹴脂粒の届出は、2018年8月に撤回された。理由は明らかではないが、これだけ大きな問題になったため売上げが伸びなかったのではないかと推測される。トクホのエコナが食品安全委員会委員の発言により撤回に追い込まれたことを思い起こす出来事だった。

②メディスキン：消費者庁届出番号A10

・届出者名：株式会社東洋新薬
・表示しようとする機能性：本品には、米由来グルコシルセラミドが含まれます。米由来グルコシルセラミドには、肌の保湿力（バリア機能）を高める機能があるため、肌の調子を整える機能があることが報告されています。

メディスキンも2015年4月に届出が行われたのだが、この製品の機能性を示す届出情報に不備があるとして6月に消費者庁に疑義情報を提出したのが、一般社団法人Food Communication Compass（FOOCOM）だった。

メディスキンに含まれる米由来グルコシルセラミドの機能性を示す根拠として8つの論文を届け出ているが、それらの論文で使用しているグルコシルセラミドの起源は米だけでなく、コンニャク、トウモロコシ、ビート、パイナップルなど多岐にわたっている。米以外の植物から得られたグルコシルセラミドの効果が、米由来のものと同一といえるのか、その根拠が書かれていないのはおかしいという疑義だ。

これに対してメディスキンの販売企業は「事実無根であり、営業上の不利益を被っているため、ただちに申し入れを撤回し、ウェブサイトなどからの削除と謝罪を求める」と主張し、さらに、消費者庁ガイドラインでは同一性ではなく同等性を求めていると反論した。

ＦＯＯＣＯＭは「５種類の作物のグルコシルセラミドの構造には多少の違いがあるが、それらの有効性は同じであること、さらに、同じ作用機序で効果を発揮することが科学的根拠に基づいて考察されなければ、ガイドラインの条件を満たさない」と再反論し、販売企業は届出資料の同等性に関する記載の一部が不十分であったことを認めて、7月に届出資料の修正を行い、この件は終了した。

③ えんきん：消費者庁届出番号Ａ７

・届出者名：株式会社ファンケル

・表示しようとする機能性：本品にはルテイン・アスタキサンチン・シアニジン-3-グルコシド・ＤＨＡが含まれるので、手元のピント調節機能を助けると共に、目の使用による肩・首筋への負担を和らげます。

「えんきん」も２０１５年４月に届出が行われたのだが、根拠論文はお粗末すぎるとして消費者庁に届出撤回を要求したのもＦＯＯＣＯＭだった。論文では眼精疲労、角膜の痛み、目のかすみ、涙目、目の充血、目のちらつき、複視、肩や首のこり、いらいら、頭が重い、頭痛、細かいものが見にくい、まぶしい、暗いところで見にくいの15項目の質問票に答えてもらった結果、プラセボよりえんきんの方が有効だったのは、目のかすみと肩や首の凝りの2項目しかなかった。これは俗にショットガン（散弾銃）方式とも呼ばれるもので、多数の項目を設定して質問すれば、偶然に1つや2つは有意差が出る可能性があるものである。これはそのような例であり、だから効果があるとはいえない。さらに、後で述べるような統計の不適切な使用があり、無効とすべき結論を有効としている点も問題になった。

このような批判の結果なのか、2018年には「えんきんa」が届けられた。製品自体は「えんきん」と同一だが、届出資料にルテインに関する論文が追加された。しかし、批判された根拠論文はそのままだった。そして、20年には「えんきんb」の届出があった。これはアスタキサンチン・ルテイン・ゼアキサンチンを含み、「えんきん」とは別の製品だ。その科学的根拠は、批判された根拠論文とは別の論文だった。消費者庁ウェブサイトを見ると、22年11月23日現在、「えんきん」は販売中止になり、届出名「えんきんa」と届出名「えんきんb」がともに「えんきん」という商品名で販売されている。中身が違う製品が同じ名前で販売されていることについての説明はない。

(2) 外部評価

① FOOCOMによる指摘

FOOCOMは、さらに次のような指摘を行っている。

『機能性表示食品に事前チェックの仕組みはなく、届出後の事後チェックが重要であることは、消費者庁の国会答弁や長官の記者会見などで、繰り返し述べられています。消費者庁は、監視のために消費者等からの疑義情報を求めています。そして、その精査を自分達が実行し、要件を満たしていないと判断すれば撤回を求めることで監視を行う、と明言しているのです。私たちは、この考え方に則って、疑義情報を消費者庁に提出しました。それが妥当であるのかないのかの判断は消費者庁が行うものであり、私たちの活動は適正な消費者活動です。』

機能性表示食品制度の発足にかかわった私もまた、しっかりした事後チェックシステムを構築しないかぎり、機能性表示食品に対する消費者の信頼は得られないと考えていた。制度発足後に起こった批判を見てその感を強くし、外部評価機関の立ち上げに努力することになった。それがASCON科学者委員会である。

② ASCON科学者委員会

ASCONは一般社団法人消費者市民社会をつくる会の略称で、2014年まで消費者庁長官を務め、機能性表示食品制度の立ち上げにかかわった阿南久氏が消費者庁退任後に立ち上げた消費者団体である。そのASCONが15年7月に機能性表示食品に関する会合を開催した。私も講演を行い、それまでに届出があった80あまりの製品について届出資料を検討したところ、いくつかの深刻な問題があったことをお話しした。機能性表示食品制度の健全な発展のためには、企業が届け出たら終わりではなく、公表された届出資料を社会が評価することが必要だ。そうは言ってもかなり知識がある人でなければ評価はできない。そこで阿南氏に届出資料を外部評価することの重要性を提案し、ASCONは2015年10月にASCON科学者委員会を設置した。

科学者委員会の目的について、ASCONウェブサイトには以下のように記載されている。

『当会は、会員の協力を得て、経験豊かな科学者のみなさま方に呼びかけ「ASCON 科学者委員会」を設置することにいたしました。その目的は、届出受理された「機能性表示食品」

について科学的な評価を行い、その結果を事業者に伝え、コミュニケーションを図るとともに、それらを適宜公表し、消費者に食品選択の一助にし、事業者にもさらなる努力の促進につなげていただくことです。』

同委員会委員長には食品安全委員会委員長を務められた小泉直子兵庫医科大学名誉教授、副委員長にはやはり食品安全委員会専門委員会で座長を務められた鈴木勝士日本獣医生命科学大学名誉教授にお願いした。私自身は日本健康・栄養食品協会が行っていた企業の届出資料の科学的評価のお手伝いをしていたため、企業側と消費者側の利益相反を避けるために、外部のアドバイザーとして必要なときだけ科学者委員会に対して意見を申し上げることになった。現在は小泉委員長がアドバイザーに就任し、鈴木副委員長が委員長に就任している。

委員会の最初の活動は評価の指針を作ることだった。もっとも重要な点は消費者庁ガイドラインを守っているかということであり、具体的な方法は前述の消費者庁「食品の機能性評価モデル事業」報告書に沿ったものである。評価資料は届出資料であり、評価の項目は安全性と機能性である。機能性評価の方法は、届け出た機能を裏づける論文の質と内容から、科学的根拠の強さをA、B、Cの3段階で評価することにした。その判定方法は以下の通りである。なお「RCT論文」とは「ランダム化比較試験」などの適切な試験法を使用した結果を報告する論文を指し、「システマティックレビュー」とは複数の論文の内容を分析した結果を意味する。

③ ＡＳＣＯＮによる判定方法

〔Ａ〕有効性について十分な科学的根拠がある（ＲＣＴ論文が５報以上あり、有効の判定が75％以上、もしくはシステマティックレビューで有効の場合、あるいは最終製品での肯定的ＲＣＴ論文が２報以上の場合）

〔Ｂ〕有効性についてかなりの科学的根拠がある（ＲＣＴ論文が２報以上あり、有効の判定が65％以上の場合、あるいは最終製品でのＲＣＴが１報の場合）

〔Ｃ〕有効性についてある程度の科学的根拠がある（ＲＣＴ論文が１報のみ、あるいは２報以上で有効と無効が拮抗する＝有効の判定が65％未満の場合）

〔保留〕消費者庁ガイドラインへの適合性とともに、統計の利用法などガイドラインに詳細を明記されていない事項に関して科学的根拠が不足しており、委員会の独自基準（ＡＢＣ判定）をクリアしていない場合に、届出者からの追加資料を待つという意味で評価判定を保留とする。

④ 評価結果

よく誤解されるが、これは「効果の大きさ」を評価しているのではなく、「効果がある」という科学的な根拠がどのくらいあるのかを評価している。

第１回の評価結果は、届出番号Ａ１からＡ80について２０１６年５月に公表された。この段階では、科学者委員会がすべての届出資料を確認し、評価する作業を行った。その経験から、評価に必要な項目と評価の方法が確定したため、第２段階では、評価項目一覧表への記入を届出企業自身に依頼し、第3段階では、記入した内容を委員会の判定基準に当てはめて自己評価する方式に進んだ。その目的は、届出資料の自己点検・自己評価が届出企業の責務であることを自覚していただき、不備等があれば自発的に修正していただくことである。また、安全性に関する評価は実施が困難なため取りやめた。

残念なことに、第2段階まではかなりの割合の企業の協力を得られていたのだが、第3段階になると協力企業の数が減ってしまった。理由の一つは、自己点検・評価をすることのメリットが理解されていないことである。メリットがないのに面倒な書類を作る企業は少ない。自己点検・評価を行っている企業は消費者に信頼される企業なのだが、そのことを消費者に知っていただく努力が必要である。

2番目の理由は、科学者委員会が届出資料の科学的な質、とくに統計学の間違った使い方について原則に沿った主張をしているが、これが消費者庁の方針と違うことである。これは重大で深刻な問題なので、詳細を第4章で述べる。

3 機能性表示食品の種類

機能性表示食品に関わる問題点について述べたが、かといって消費者が機能性表示食品を受け入れないということはなく、逆にその販売量は増えている。図表3―1に示すように2015年の制度開始以来の届出数は右肩上がりに増加し、21年の届出数は15年の5倍近くになっている。21年の届出数は1400件を超え、届出の総数は6500件を超えている（撤回を含む）。

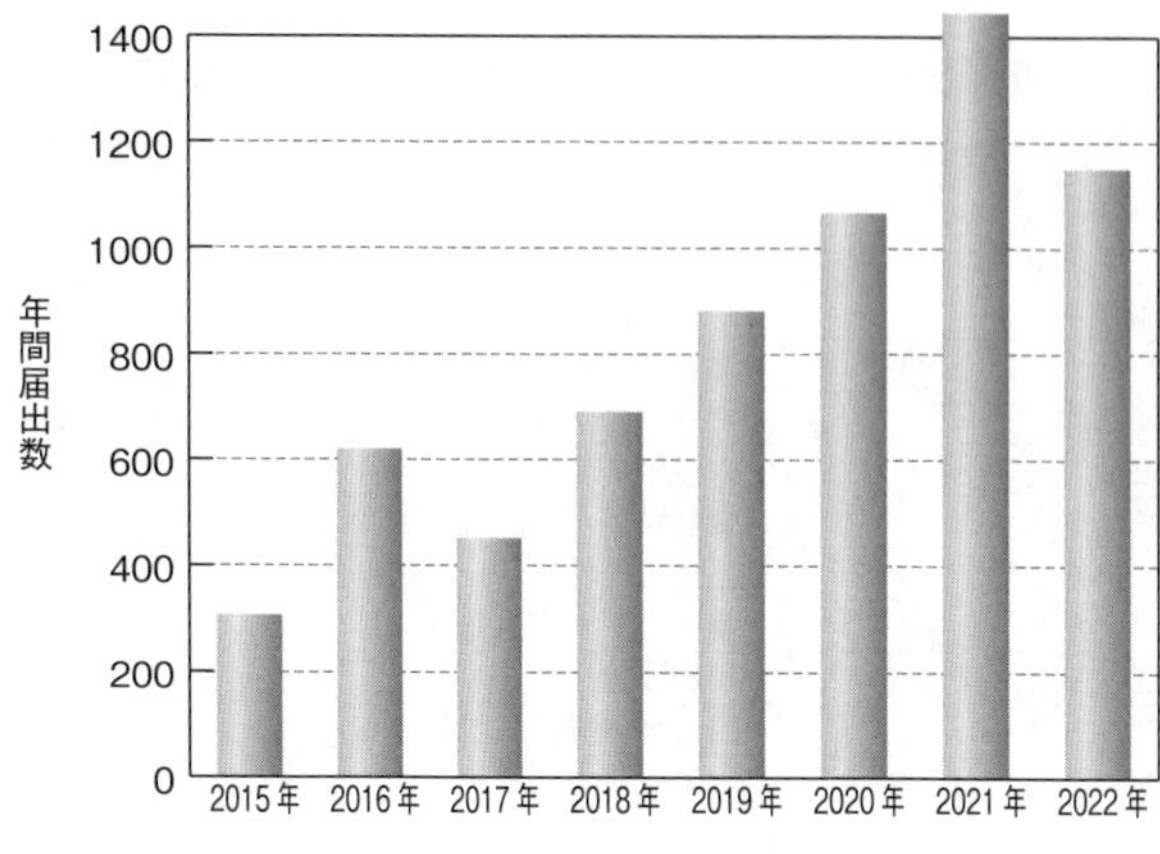

図表3－1　機能性表示食品の届出数

図表3―2に示すように機能性関与成分は多岐にわたり、表示する機能も肥満、血圧、整腸、血糖値、睡眠、ストレス、疲労、視覚、認知機能、肌、筋骨格、免疫など広範におよぶ。

図表３－２　機能性関与成分の機能と届出数

機能性関与成分	機　能	届出数
GABA	ストレス緩和・血圧低下・疲労軽減	630
デキストリン	脂肪吸収抑制・糖吸収抑制	528
DHA	中性脂肪上昇抑制	280
ルテイン	黄斑部の色素量維持	273
乳酸菌	便通改善・体脂肪減少	263
EPA	中性脂肪上昇抑制	256
イソフラボン	骨量維持・内臓脂肪減少	228
イチョウ葉	記憶力維持	167
ゼアキサンチン	黄斑色素密度上昇	161
ビフィズス菌	便通改善	157
グルコサミン	関節軟骨維持・肌のうるおい	157
グルコシルセラミド	肌の保湿力増加	142
テアニン	緊張感軽減・覚醒時疲労感軽減・眠気軽減	136
アスタキサンチン	ピント調節機能維持	133
カテキン	目や鼻の不快感軽減・脂肪と糖吸収抑制	132
イヌリン	中性脂肪低下・血糖値上昇抑制	121
コラーゲン	ひざ関節の柔軟性、可動性維持	113
アントシアニン	ピント調節機能維持	111
クエン酸	疲労感軽減	90
プロテオグリカン	関節軟骨保護・肌のうるおい維持	90
モノグルコシルヘスペリジン	中性脂肪減少・抹消体温維持	88
没食子酸	中性脂肪低下	85
ヒアルロン酸	肌の水分保持	84
酢酸	内臓脂肪減少	77
サラシノール	糖吸収抑制・血糖値上昇抑制	74
プロシアニジン	コレステロール減少	63
還元型コエンザイムQ10	疲労感軽減	48
β-グルカン	コレステロール減少・腸内環境改善	44
トリペプチド	血圧低下	42
クロロゲン酸	血圧低下・血糖値低下	41
以下省略		

注　：2022年9月28日現在。

第4章 健康食品の効果判定

1 医療の2つの要素

(1) 物質作用と心因作用

① 薬の効果

薬のなかでよく効くという実感があるのは痛み止めだ。私自身頭痛もちでよくお世話になるのだが、効かなかったことはない。実はこれが医薬品や健康食品の効果測定の原理だ。頭痛がある被験者に痛み止めを飲ませて、試験前後の症状を比較すればいい。それが「薬を飲んだ人が感じる効果」である。

ところが、話はそんなに簡単ではない。頭痛が収まったのは薬の効果かもしれないが、時間経過のなかで自然に治った可能性もある。そこで、薬を飲んだ人の実感のなかで、薬の真の効果がどれだけなのかを分析したくなる。そのために使うのが無処置対照だ。頭痛がある人に薬を飲まないでがまんしてもらい、頭痛が治るのかを調べるのだ。結果の例を図表4―1に示す。この例では、薬を飲まなくても頭痛はある程度収まっている。これを自然治癒と呼ぶ。薬を飲んで頭痛が治った人の数と、無処置でも頭痛が治った人の数の差が、薬の効果ということになる。

② 心因作用

しかし、これで終わりではない。医薬品の効果には心因作用が含まれるからだ。薬を飲めば症状が改善するだろうと期待する。もし、期待できなければ薬は飲まないだろう。すると、期待感が脳

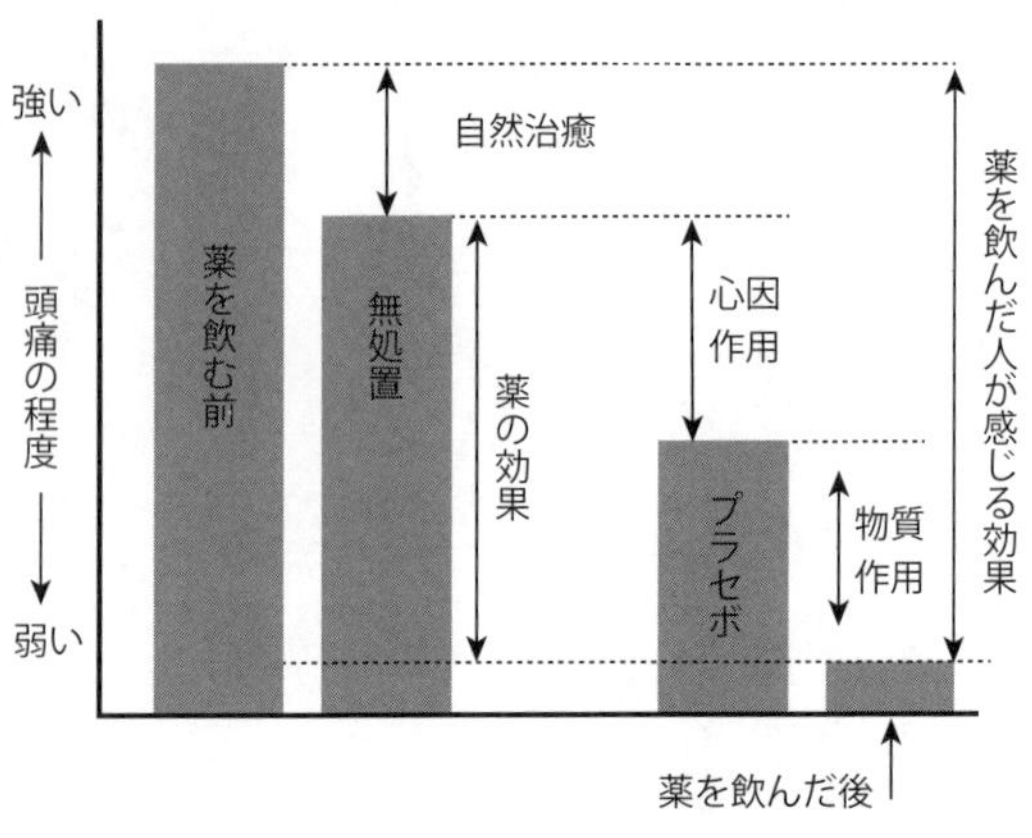

図表4－1　医薬品の効果

の仕組みを介して鎮痛効果につながるのだ。だから薬の作用は、薬という物質が直接身体に作用する物質作用と、期待が生む心因作用に分けられる。この2つを分離するための試験がプラセボ対照試験だ。プラセボとは有効成分が入っていない錠剤で、見かけは頭痛止めと同じに作られている。これを「頭痛止めです」と言って飲ませると、期待感から心因作用が働いて実際に頭痛が緩和する（図表4―2）。

③ 物質作用

プラセボの効果は心因作用と自然治癒によるものだが、鎮痛剤の効果はこれに物質作用が加わる。したがって、両者の差が物質作用ということになる。これを式で表すと図表4―3のようになる。

このような足し算と引き算が成り立つことを相加性と呼び、これが成り立つことがプラセボ対照

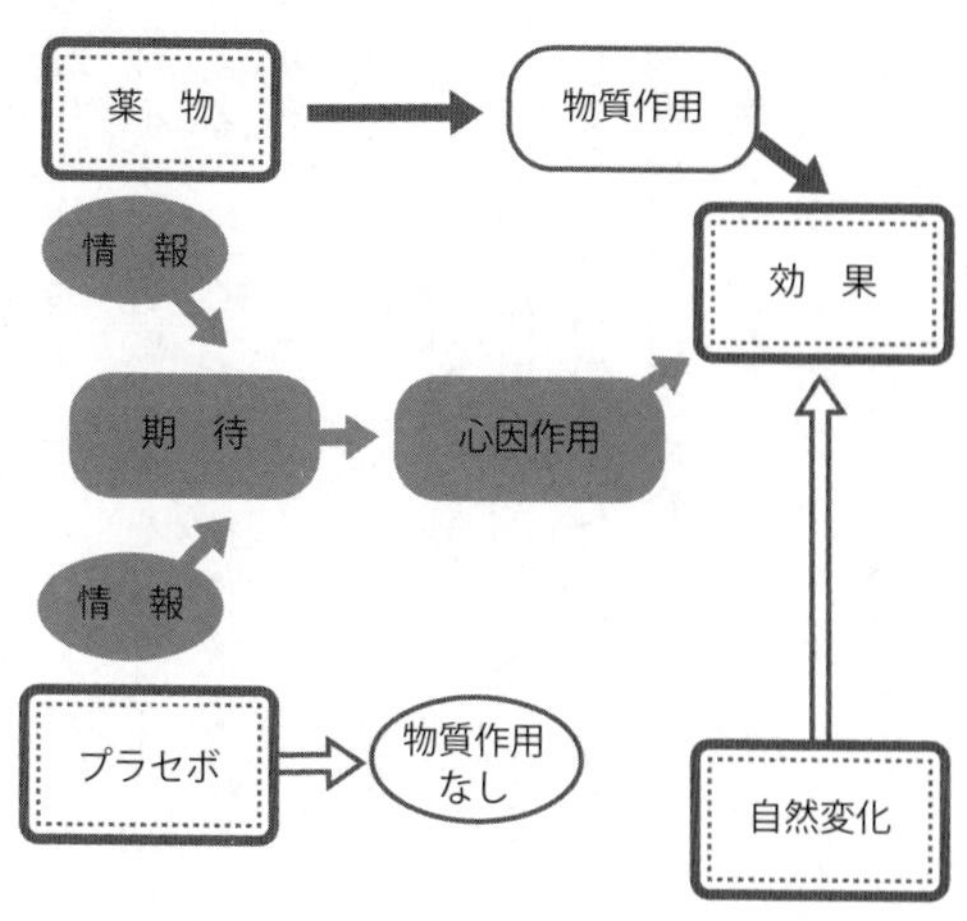

図表４－２　医薬品と情報の協働作用

試験群＋情報　＝　心因作用＋自然変化＋物質作用
－）プラセボ群＋情報　＝　心因作用＋自然変化
試験群－プラセボ群　＝　物質作用

図表４－３　鎮痛剤の物質効果

試験の原理になっている。

(2) プラセボ対照試験

① プラセボ対照試験の必要性

プラセボ対照試験を行う理由は、科学者の興味だけではない。国が医薬品として認可するのは、物質作用があることが明らかな製品だけだ。たとえば、小麦粉で作ったプラセボを鎮痛薬と言って飲ませれば、ある程度は痛みが治まる。それでは、小麦粉を医薬品として許可することができるのか。そんな可能性を排除するために、物質作用が存在することが医薬品認可の条件になっている。

トクホや機能性表示食品はこのよう

な医薬品の考え方をそのまま採用して、物質作用と心因作用を分離する方法としてプラセボ対照試験を取り入れた。

プラセボ対照試験の例を図表4―4に示す。医薬品あるいはプラセボを飲み続けた結果、両者ともに効果があったが、プラセボより試験物質の効果が大きかった。両者の差が物質作用ということになる。プラセボ対照試験は心因作用と自然変化を除外して物質作用の大きさを測定する定番の方法として医薬品の承認のために広く使われている。

② 物質作用がゼロの場合

ところが、時には図表4―4Bのように、医薬品の効果とプラセボの効果がほとんど同じで、差し引きで得られる物質作用がほとんどゼロになってしまうことがある。なぜそんなことが起こるのだろうか。原因は2つある。一つは物質作用が小さい場合であり、もう一つは「医薬品の効果＝物質作用＋心因作用」という相加性が成立していない場合である。

③ 相加性の検証試験

相加性は成立しているのかを検証する試験方法を、図表4―5に示す。

均衡プラセボ試験と呼ばれるこの試験では、被験者は4群に分けられる。A群には、摂取するのがプラセボと伝えて、実際にプラセボを投与する。この場合には期待は生まれないので心因作用はなく、自然変化だけを測定できる。B群には、摂取するのが医薬品と伝えて、実はプラセボを投与する。この場合には期待が生まれるので、心因作用と自然変化を測定できる。C群には、摂取するのがプラセボと伝えて、実際には医薬品を投与する。この場合には期待は生まれないので、物質作用と

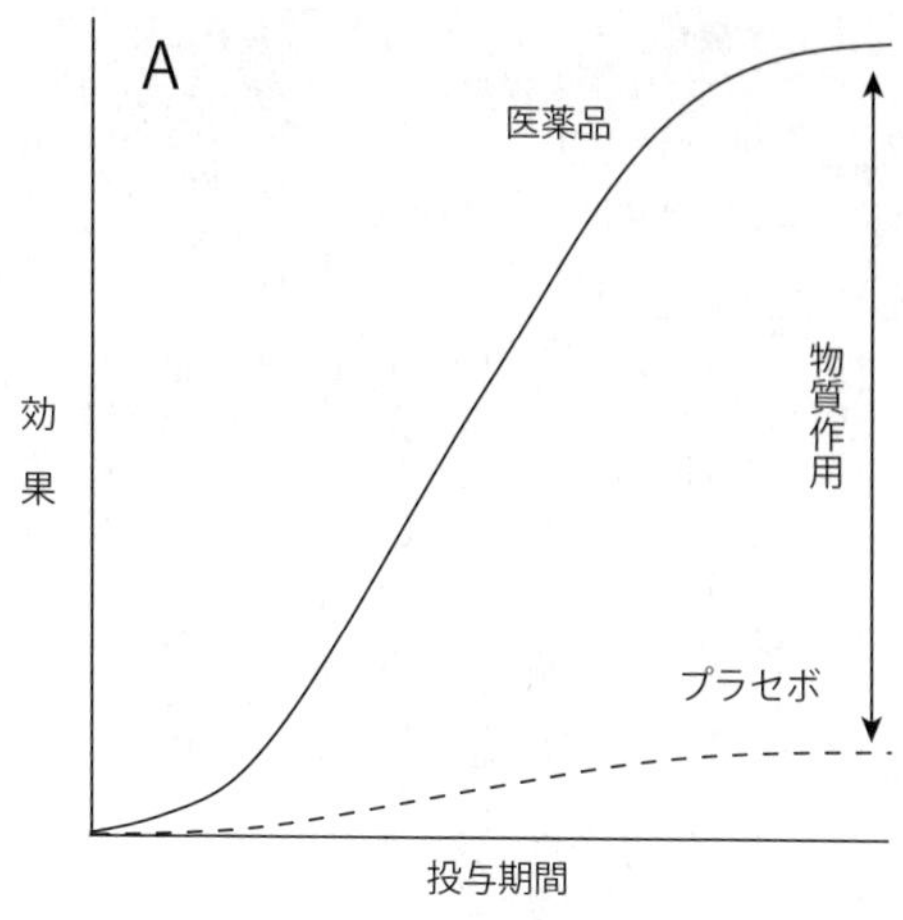

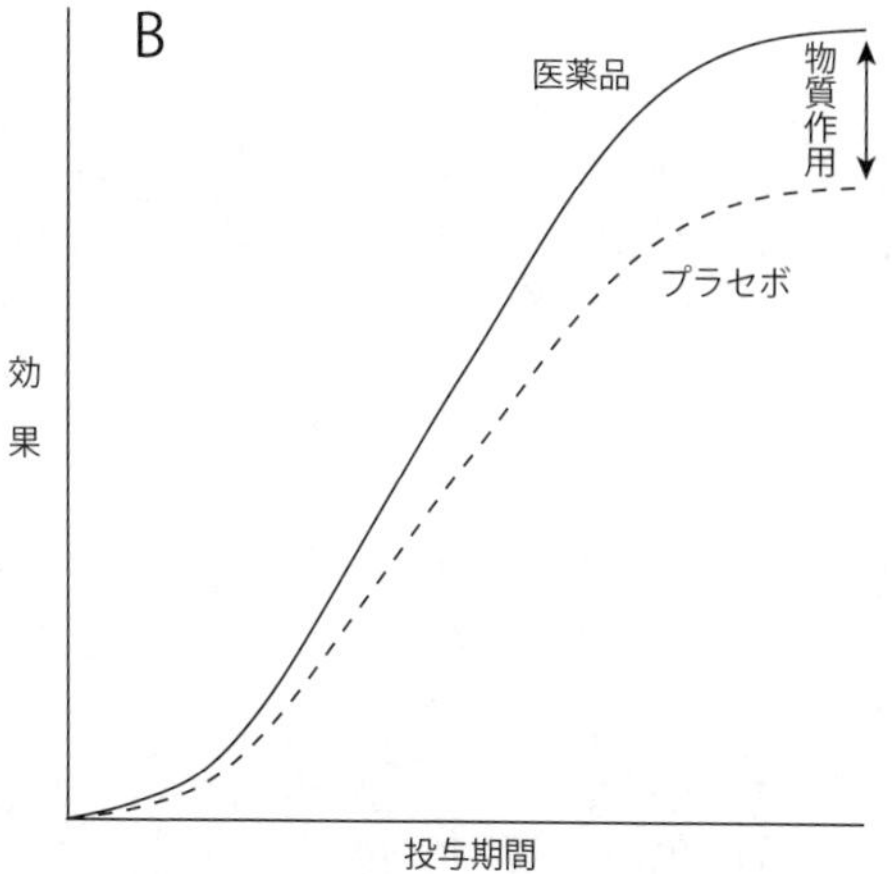

医薬品の効果からプラセボの効果を差し引いた残りを物質作用と仮定する。
プラセボ効果の大きさにより物質作用の計算値は大きく変わる。

図表４－４　物質作用と心因作用を分離する方法

図表4－5
相加性を検証するための「均衡プラセボ試験」

投与＼情報	被験者に「プラセボ」と伝える	被験者に「医薬品」と伝える
プラセボ	(A) 自然変化	(B) 心因作用＋自然変化
医薬品	(C) 物質作用＋自然変化	(D) 物質作用＋心因作用＋自然変化
差	(C) －(A) ＝物質作用	(D) －(B) ＝物質作用

自然変化を測定できる。D群には、摂取するのが医薬品と伝えて、実際に医薬品を投与する。この場合には期待が生まれるので、物質作用と心因作用と自然変化の合計を測定できる。

AとCの差、BとDの差はともに物質作用になる。2つの方法で測定した物質作用が同じ大きさであれば、相加性が成立しているといえるが、一致しないときには成立していないことになる。このような実験で得られた実験結果の例を図表4―6に示す。

がんの疼痛がある被験者に鎮痛剤と説明して鎮痛剤を投与した場合（●）と、鎮痛剤と説明してプラセボを投与した場合（▲）の差が物質作用M1になる。これは、通常のプラセボ対照試験と同じ方法である。また、プラセボと説明して鎮痛剤を投与した場合（■）と、プラセボと説明してプラセボを投与した場合（□）の差が物質作用M2になる。これは、通常は行わないプラセボ対照試験である。この2つの方法で得られた物質作用の大きさ、M1とM2を比較すると、M1すなわち通常のプラセボ対照試験で得られた値の方が小さい。両者の大きさが一致しないことは、相加性が成立していないことを示す。

このような方法を使って相加性を検討した論文を集めたColeshillらの総説論文（2018）には、

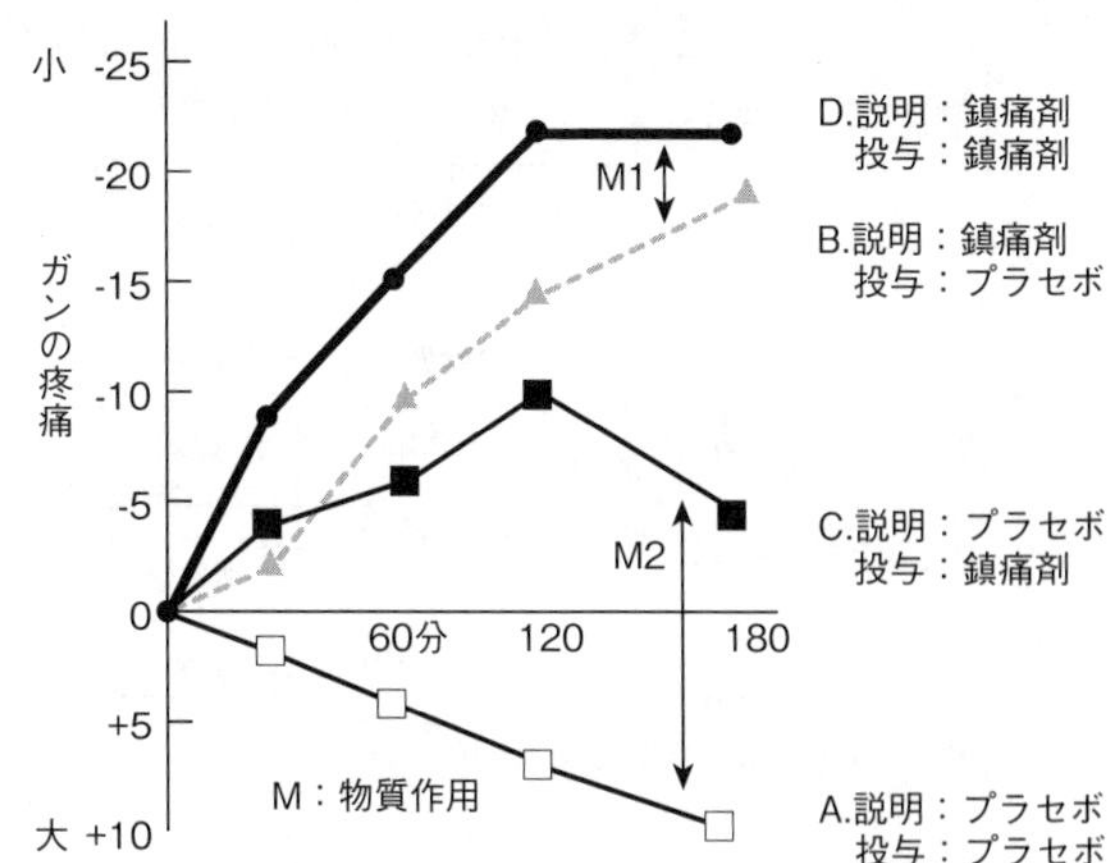

資料：Bergmann ら（1994）を改変
注　：A～Dは図表4-5と対応している。

図表4－6　相加性を検証するための均衡プラセボ試験の例

次のように書かれている。

『物質作用の検出にプラセボ対照試験を使用することを提言したのは50年ほど前のことだが、その後、この方法を支持するいくつかの論文が発表され、薬理試験の定番になった。ところがプラセボ対照試験の大前提である相加性が本当に成立するのかについての研究は少ない。私たちが調べた限りでは、そのような研究は7つしかなく、その結論から相加性が証明されているとは言えない。』

その後、2022年にBoussageonらが再び相加性に関する論文30報を集めて検討し、やはり相加性が成立するとはいえないとの結論を述べている。

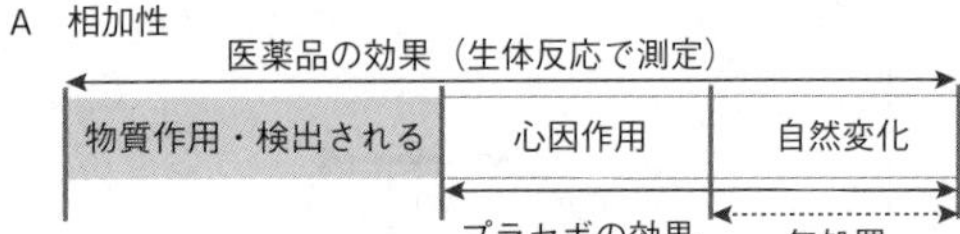

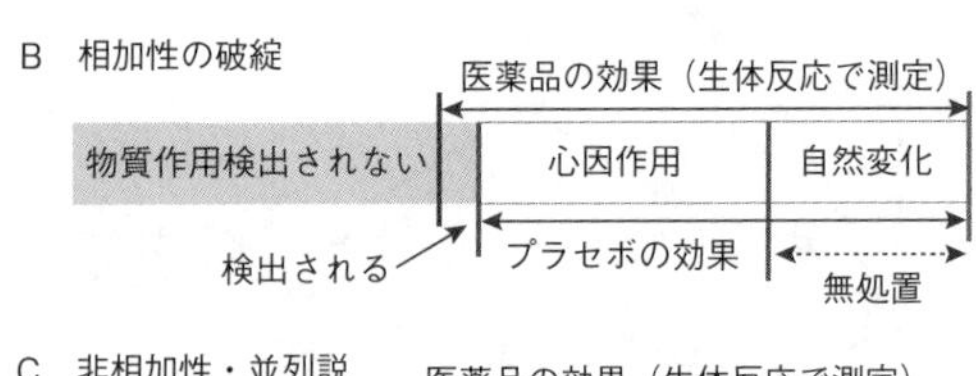

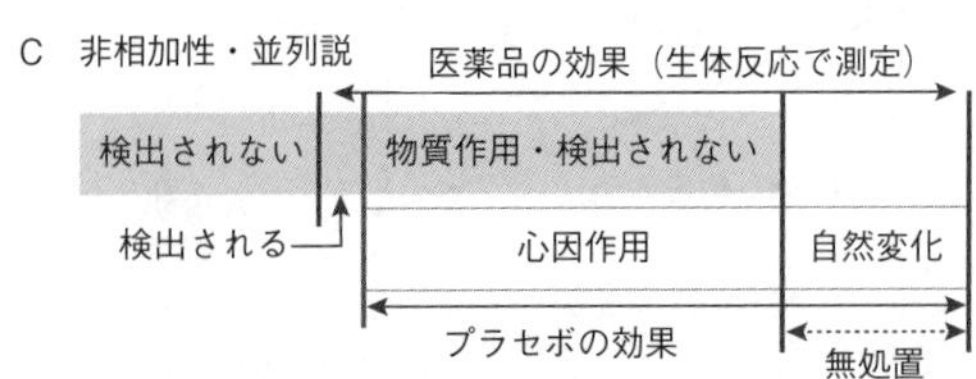

図表4－7　薬の作用の相加性モデル

(3) 物質作用の検出

① 物質作用が検出されない例

相加性のモデルを図表4－7に示す。Aは相加性が成立しているときである。基本的な考え方は、物質作用と心因作用と自然変化の強さは直列に並んでいる。それぞれの要因が効力を発揮すると、それが生体反応に表れる。作用の総和が生体反応の範囲内であれば、生体反応の大きさから作用の大きさを推定できる。

相加性が成立していない状況を図表4－7Bに示す。これは、生体の反応が弱い場合、すなわち症状が軽い場合で、物質作用と心因作用と自然変化の総和より小さい場合である。たとえば軽度の痛みで、少量の鎮痛剤で痛みが止まる場合には、生体反応はすぐに飽和してしまうので、物質作用の大部分は生体反応からは測定できない。心因作用が大きければ、鎮痛剤の作用はさらに過小評価される。

このモデルでは、作用が直線的に並んでいる状況を想定し、しかも自然変化が起こり、次に心因作用が起こり、最後の物質作用が起こると仮定している。しかし、そのような順番があるという根拠はない。測定できるのが自然変化と心因作用であり、物質作用を直接測定する手段がないため、このように想定せざるを得ないのだ。

すると、もう一つの可能性が生まれる。それは、物質作用と心因作用には順番がなく、図表4―7Cに示すように並列しているモデルである。このモデルでは、心因作用が存在すれば物質作用は必ず過小評価される。そして、生体反応が小さいときには物質作用はさらに過小評価される。他方、心因作用がないとき、あるいは小さいときには近似的に相加性モデルに近づき、物質作用の大きさがほぼ正確に検出できる。

どちらのモデルを採用しても、結論は以下の2点である。第一は、症状が弱い場合には物質作用を過小評価すること、第二は、心因作用が大きい場合にも物質作用を過小評価することである。

② 物質効果とプラセボ効果が変わらない例

次にこの二つの条件がそろって、相加性の破綻が起こっている例を図表4―8に示す。この実験で被験者は、鎮痛剤セレコキシブ1日200mg、グルコサミン500mg1日3回、コンドロイチン硫酸400mg1日3回、両者の併用1日3回、あるいはプラセボを2年間飲み続けた。すると、24週後にはすべての群でひざの痛みが大幅に改善した。ここで5群の間に統計的な有意差はなかった。

プラセボとの間に有意差がないということは、

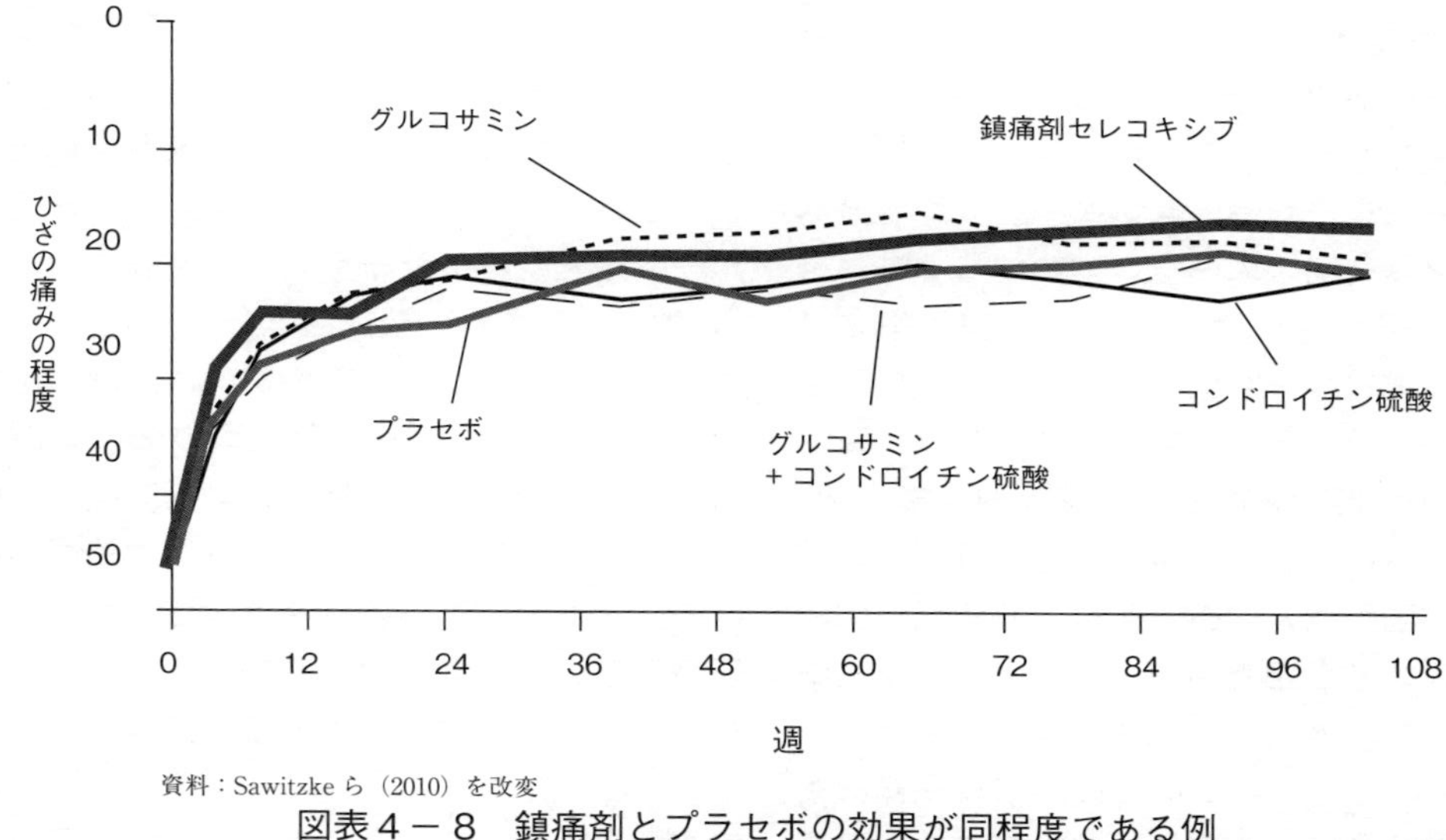

資料：Sawitzke ら（2010）を改変

図表４－８　鎮痛剤とプラセボの効果が同程度である例

すべての試験物質に物質作用がないという結論になる。しかし、少なくともセレコキシブは、酵素シクロオキシゲナーゼを抑制することで炎症を抑制して鎮痛効果を表すことが多くの研究で十分に証明されている。また、セレコキシブが実験動物で鎮痛効果を表すこともよく知られている。これは重要な結果であり、実験動物に鎮痛剤を投与しても、実験動物自身が「これで痛みが治まる」などと期待することはない。だから、実験動物では心因作用は出現せず、鎮痛効果は物質作用だけによるものと考えられる。

このような事実から、セレコキシブに物質作用がないというプラセボ対照試験の結果は、間違っていることになる。ひざの痛みは弱い鎮痛作用でも症状が改善すること、そして心因作用が大きく働くため、セレコキシブの鎮痛効果が過小評価されたと考えられる。グルコサミンとコンドロイチン硫酸についても、その有効性を示す論文があるので、やはり物質作用が過小評価されたものと考えられる。

(4) 自然変化の無視

プラセボ対象試験にはもう一つの重大な問題がある。それは、自然変化を測定できないことだ。図表4―5の例では、プラセボを投与すると伝えて実際にプラセボを投与すると、自然変化により痛みが悪化している。ということは、鎮痛剤の効果を投与前と投与後の差で測定することは誤りであり、無処置対象と比較しないと真の効果は測定できないことを改めて示している。図表4―8の例では、2年間という長い試験期間中にひざの痛みが悪化や改善した可能性もある。もし、自然に痛みが改善したのであれば、プラセボも含めてすべての試験物質が無効になる。しかし、プラセボ対象試験ではそのことがわからない。

このようなプラセボ対照試験の欠点が大きな問題と考えられていない理由は、プラセボ対照試験の目的が物質作用の大きさを知ることであり、治療効果の大きさを知ることではないためである。治療効果の大きさを知るためには、無治療対象試験により自然変化を測定し、薬物の効果と比較することが必要である。

(5) 試験法の改善

① 均衡プラセボ試験の問題点

均衡プラセボ試験を使用すれば、プラセボ対照試験で得られる物質作用が過小評価になるという欠点は回避できる。被験者に「プラセボです」と伝えて実際は医薬品あるいはプラセボを投与すれば、確実に心因作用と自然変化を除去できるため、物質作用が正確に測定できる。そうであれば、臨床試験を均衡プラセボ試験に変更すればいいのだが、簡単にはいかない。そのような試験があることが知れわたれば、「プラセボです」と言われても被験者は信じず、医薬品ではないかという期待が生まれ、心因作用が働き、通常のプラセボ対照試験と同じになってしまう可能性がある。さらに、被験者をだますという倫理上の問題もある。

② 均衡開示・非開示試験

心因作用を完全に排除するために考えられたのが、図表4―9に示す「均衡開示・非開示試験」である。この試験では、被験者が普段から受けている静脈注射に薬物あるいはプラセボを「こっそり」混入させて投与する。被験者は、自分が投与

図表4－9 均衡開示・非開示試験

投与＼情報	被験者に何も知らせない	被験者に「医薬品」と伝える
プラセボ	(A) 自然変化	(B) 心因作用＋自然変化
医薬品	(C) 物質作用＋自然変化	(D) 物質作用＋心因作用＋自然変化
差	(C) － (A) ＝物質作用	(D) － (B) ＝物質作用

されたことさえ気がつかない。だから、心因作用が生じる可能性はゼロになる。もう一群は、「医薬品です」と言ってプラセボあるいは医薬品を投与する。これは、従来のプラセボ対照試験と類似の方法である。この試験を使えば相加性の検討ができるだけでなく、自然変化も物質作用の大きさも把握できる。しかし、この方法は、本人が知らない間に投与ができる状況でなければ試験ができないだけでなく、被験者をだますという倫理上の問題がある。

このように、臨床試験において物質作用だけを分離してその大きさを知ることはきわめて困難である。それでは、このようなプラセボ対照試験の欠点は、医薬品の試験では問題にならないのだろうか。

(6) 問題の解決法

① ICHによるガイドライン

プラセボ対照試験の欠点について検討したのが、世界各国の医薬品承認機関と医薬品業界の代表が集まって医薬品規制の方法について検討する「医薬品規制調和国際会議」、通称ICHである。ICHがプラセボ対照試験について述べたガイドラインICH‐E10を日本政府は全面的に採用し、厚生労働省審査管理課長通知『「臨床試験における対照群の選択とそれに関連する諸問題」について』として公表している。そこには次のように書かれている。

『薬剤効果は、プラセボ対照試験の結果から明らかなこともある。しかし、有効と考えられている薬剤がプラセボ対照に優ることを示すことができない疾患は数多く存在する。その例として、うつ病、不安神経症、痴呆、狭心症、症候性うっ血性心不全、季節性アレルギー、症候性逆流性食道疾患のように、プラセボ群で大きな改善が認められたり、治療効果が小さかったり大きくばらつくものが挙げられる。この場合、標準治療が有効であることは疑いない。なぜなら、標準治療に用いられる各薬剤は、その効果を支持する数多くの試験があるからである。』

②相加性が成立しない場合の対応

このようにプラセボ対照試験では、心因作用が大きい場合、あるいは効果が小さいときには物質作用が見えなくなるという図表4—7Bの現象が起こっていることを認めている。それでは相加性が成立しないときにはどうしたらいいのだろうか。このことについて課長通知のQ&Aには次のように書かれている。

『医薬品の有効性に関する主張・判断が、単独の試験のみに基づき行われることは稀である。通常、そのような主張・判断は、複数の探索的・検証的試験からなる臨床データパッケージに基づいて行われており、また、行われるべきものである。』

これは、心因作用が大きいときなどプラセボ対照試験で有意差を得る見込みがないときには、その他の試験結果から総合的に判断すればいいという常識的な見解である。しかし、なぜこのような欠点があるプラセボ対照試験を標準的な試験法にしているのだろうか。理由は、これしか物質作用の存在を証明する臨床試験がないからである。もちろん、臨床試験以外の手段でヒトでの物質作用の存在を証明することは可能だが、半世紀の間使い続けられたプラセボ対照試験は必須の試験と考えられ、これを止めることを考える専門家はいない。もう一つの理由は、多くの医薬品は効果が大きく、心因作用が小さいため近似的に相加性が成り立ち、相加性の問題が表面化していないためである。

2 健康食品の試験法

(1) 被験者の選択

①健康な被験者では効果がわからない

もう一つの重要な問題は被験者の選択である。被験者により医薬品の効果が大きく変わる。

図表4―10Cに示すように、血圧や血糖値が高いなど、検査値に大きな異常がある人が医薬品を飲めば症状は改善し、治療効果は明確に判定できる。他方、Aに示すように、症状がない健康人が薬品を飲んでも、身体がもつ恒常性維持機能ホメオスタシスの働きにより、正常な検査値がそれ以上変化することはない。だから、医薬品の効果判定に健康な被験者を使うことはできない。Bはその中間で、わずかな異常が見られる場合である。このような被験者が医薬品を飲めば症状は改善するが、その程度も小さく、変化を正しく判断することは困難なことが多い。

医薬品の有効性試験の大部分はCのような病者を対象にし、一部はBのような軽症者を対象にしている。

②健康食品の対象は健康な人

次に、健康食品について考えてみよう。食品表示法第10条によれば、機能性表示食品は未成年者、妊産婦、妊娠を計画している者、そして授乳婦以外の健康な成人に対して、健康の維持および増進が期待できる旨を表示できるとなっているが、疾病リスクの低減については表示できない。

機能性表示食品の届出等に関するガイドラインの別紙2には、「臨床試験は機能性表示食品の対象とする摂取者層に対する機能を確認することが必要である」と書かれている。したがって被験者は健康な成人であり、試験の目的は健康の維持および増進の効果を調べることであり、疾病リスクの低減すなわち予防と治療の効果を見ることではない。

ということは、健康食品の被験者はすべて健康

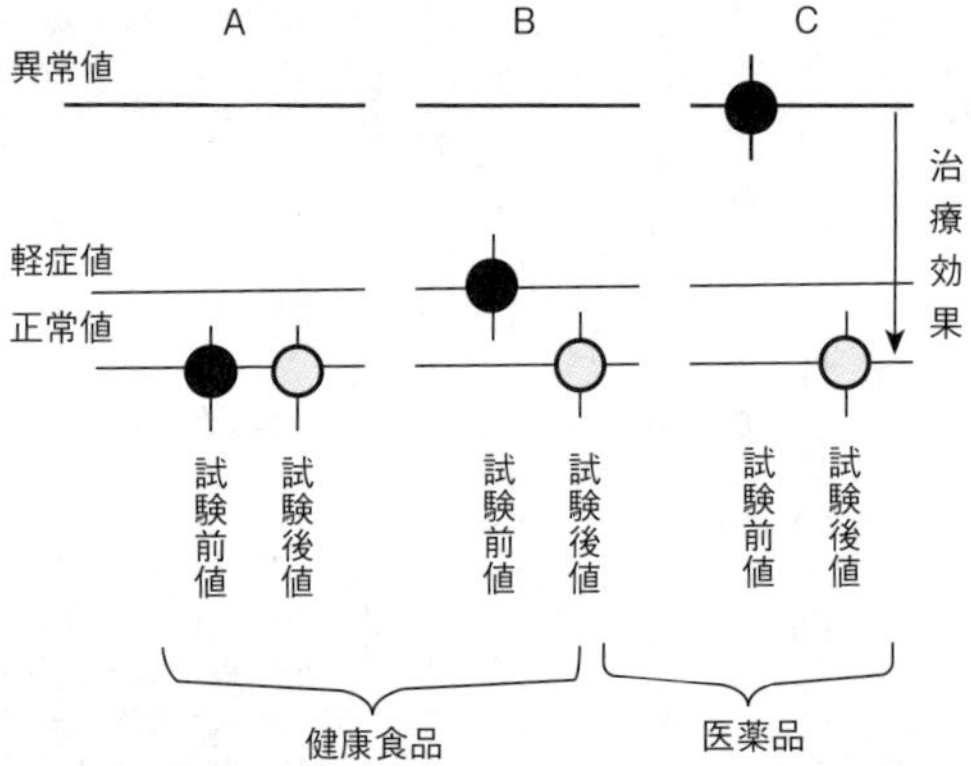

A：正常値の被験者では健康食品や医薬品による測定値の変化は起こらないので、効果の判定はできない。
B：軽症値の被験者では治療効果が見られるが、変化量が小さいので効果の判定が困難な場合が多い。
C：異常値の被験者では大きな治療効果があるので、効果の判定は容易である。多くの医薬品の有効性試験はCを対象とし、一部がBだが、多くの健康食品はAを対象とし、一部がBである。

図表4－10　被験者の状態と健康食品・医薬品の効果の判定

な成人ということになる。そしてその試験はコホート研究になる。これは多数の健康な成人を集めた試験群に健康食品を摂取してもらい、その健康状態を長期間観察して、プラセボ群と比較して健康の維持および増進が有意に向上するのかを調べるものだ。ワクチンの有効性試験も同様の方法を使用する。しかし、健康食品分野でこのような長期間にわたる大規模な試験を実施することは費用面から見ても困難であり、実際に行われた例はない。結局、健康食品は、健康の維持という目的を掲げながら症状の緩和という医薬品と同様の試験にならざるを得ないという大きな矛盾を抱えている。

③ 軽症者の選択

そこで出てきたのが、被験者に健康人と病人の中間の軽症者を使うことだ。前述の機能性表示食品の届出等に関するガイドラインの別紙2では、コレステロール関係、中長期的な血中中性脂肪関係、食後の血中中性脂肪の上昇関係、血圧関係、食後の血糖上昇関係、体脂肪関係、整腸関係、鼻目のアレルギー反応、中長期的な血清尿酸値、そして、食後の血清尿酸値の上昇に限って、軽症者が含まれたデータについても使用を認めている。

しかし、前述のように軽症者を被験者にした試験でも、健康食品の効果はよくわからないことが多い。

(2) プラセボの設定

プラセボの目的は試験薬を摂取したときの心理作用を再現することなので、試験薬と大きさ、形、色、味などすべて同じにして、有効成分だけが入っていないものを作る。また、プラセボ自体に何らかの生理作用があってはいけない。錠剤やカプセル形状の試験薬であれば、プラセボを作ることはそれほど難しくない。しかし、健康食品の場合には難しいことがある。

たとえば、ヨーグルトのプラセボを作ることは簡単ではない。実際に行われているのは、数種類の菌種で乳を発酵させてヨーグルトを作るのだが、機能性があると考えられる菌種を含むヨーグルトを試験物質、含まないヨーグルトをプラセボとしている。この場合、プラセボに何らかの生理作用がある可能性があるのだが、それは試験物質と同等であると仮定して、引き算で機能性物質の効果判定が可能と考えている。

もう一つの例が酢酸の機能性評価だ。プラセボとして酢酸と同様の酸味がある乳酸を使用している。乳酸には何の生理作用もないと仮定してプラセボに使用しているが、これを証明するためには、別途、乳酸の生理作用が無いことを証明する必要がある。すると今度は、乳酸の試験のためのプラセボが必要になる。乳酸以外にも独特の味やにおいがある試験物質のプラセボを作成することは、困難な場合が多い。

機能性表示食品には、ミカン、リンゴ、カキ、バナナ、メロンのような果物、モヤシ、ホウレンソウ、ナス、トマトのような野菜、そして魚、クジラ、豚肉のような水畜産物が届け出られている。このような産物についてはプラセボを作ることはできない。すべての届出は三段論法で効果を証明している。第一段階は、特定の機能性成分が有効であるという臨床試験論文があること、第二段階は、この産物にはその機能性成分が含まれていること、そして、第三段階は、だからこの産物は有効と考えられる、というものである。

このように、プラセボの作成が困難あるいは不可能な例があるため、かならずしも適切ではないプラセボの使用や、最終製品での試験ができないため三段論法に頼ることになる。この問題の解決法はプラセボ以外の対照を選択するしかない。

(3) 統計の不適切使用

① プラセボ対照試験では有意差が出にくい

機能性表示食品でプラセボ対照試験を実施すると有意差が出にくい例と、その対応の例を図表４—11に示す。この例では、プラセボ群の投与前値は４・１、試験群は４・０で、両者には統計的有意差はない。もし、投与前の値に差があれば、２群の分け方には問題があったことになり、試験は成立しないのだが、ここでは差がなかったので問題

測定値の変換は理由が必要

	投与前	投与後	前後差（変化量）	前後差有意差
プラセボ群	5.1 ± 1.2	6.4 ± 1.5	1.3 ± 0.2	あり
試験群	5.2 ± 1.0	7.2 ± 1.2	2.0 ± 0.3	あり
群間有意差	なし	なし	あり	

群間差ではない

投与前値に群間差があってはけない

群間差

変換値の群間差は理由が必要

図表４－11　試験結果の一例

はない。次に、プラセボ群の投与後の値は４・２で試験群は４・７だった。２群を比較すると試験群の方が大きいが、やはり統計的有意差はなかった。この結果から、残念ながらこの試験物質は「効果がない」ということに

なる。

これで結論が出たはずだが、多額の経費をかけて行った臨床試験で有意差がなければ機能性表示食品の届出はできず、企業は大きな損失を被る。あきらめきれずに行われるのは前後差（変化量）の計算だ。プラセボ群の投与前は5・1、投与後は6・4、変化量は1・3で有意差がある。次に、試験群の投与前は5・2、投与後は7・2で変化量は2・0であり、有意差があった。しかし、前後差はプラセボ群と比較した群間差ではない。したがって、前後差をもって試験物質の有効性を証明することはできない。

この問題について、消費者庁「機能性表示食品に関する質疑応答集」には「研究レビューに前後比較の論文を含めることは差し支えないが、前後比較での有意差しかみられない論文のみでは、機能性の科学的根拠として不十分であるため注意する必要がある」と書かれている。

② 前後の変化量を比較する方法

このように、臨床試験で有意差を得ることは簡単ではない。解決策として出てきたのが、統計の不適切な使用により有意差を作り出す手法だ。それが、プラセボ群の変化量と試験群の変化量を比較する方法である。図表4―11に戻って、プラセボ群の変化量は1・3、試験群では2・0で、両者には統計的有意差があった。これをもって群間有意差があったから有効と主張する届出資料がかなりある。

すると、困った事態が起こる。投与後の測定値を比較すると、群間に統計的有意差はない。ところが、前後差の群間差には有意差がある。どちらが真実なのか判断しなくてはならない。その判断を助けるのは、統計上もっとも優先されるのが測定値であるという原則だ。測定値を別の値、たとえばパーセントとか対数とか前後差など別の値に変換することは、原則禁止である。もし、変換するときには、そうすべき科学的な理由があるときに限られる。理由なしで測定値を都合よく変換すると、データの改ざんという不正行為にもなりかねない。他方、たとえば薬物の血中濃度は指数関数的に減少するので、測定値を対数変換した方が正しい濃度変化を表すことができる。このように、科学的根拠があれば、データの改ざんにはならない。

これについて、厚労省課長通知『「臨床試験のための統計的原則」について』には、次のように記載されている。

『5・4 データ変換

重要な変数を変換するために必要な判断は解析の前に行い、先行する臨床試験での類似データに基づいて治験実施計画立案時に行うのが最善である。変換（たとえば、平方根、対数）を行うことは、主要変数については特に治験実施計画書に明記すべきであり、その理論的根拠を述べるべきである。統計手法の前提を満たすことを保証するための変換の一般的な原則は、標準的な教科書に書かれている。また、特定の変数についての変換の慣例的方法は、多くの臨床領域別に開発されてきている。変数を変換するかどうか、変換するのであればどのように変換するかという判断は、臨床的な解釈を容易にする尺度を選択するという観点も含めて行われるべきである。

同様な配慮は、基準となる時点での値からの変化、基準となる時点での値からの変化割合、繰り返し測定の「曲線下面積」、又は二つの異なる変数の比、といった新たな変数の導出の際にも行うべきである。新たな変数の臨床的解釈は注意深く検討されるべきであり、その正当性も治験実施計画書に述べるべきである。』

③ 前後差の比較は誤用

この問題について、ASCON科学者委員会は次のようにコメントしている。

『有効性評価に「変化量の群間差」を用いることについて、当委員会はこれを一概に否定するものではなく、あくまで臨床試験の原則の順守状況を評価している。測定値を変化量に変換することが恣意的なデータの改変に当たらないことの根拠の提示が必要である。これは測定値には群間有意差がないにもかかわらず、変化量に群間有意差があったことをもって「有意差あり」と主張し、その科学的・論理的根拠を示さない不適切な例が散見されるためである。様々な事情で「変化量の群間差」を用いる場合には、実験計画の時点でその科学的必然性を宣言しておく必要がある。これらは「医薬品規制調和国際会議」ガイドラインICH-E9及び厚労省課長通知に基づく見解である。』

このような原則に即して考えれば、投与後値の群間差に統計的有意差がないという判断を採用すべきであり、前後差の比較による群間差は参考にすぎないことになる。

④ 統計の不適切使用の割合

それでは、統計の誤用がある届出はどのくらいあるのだろうか。ASCON科学者委員会は、制度発足以来の届出資料の科学レベルの評価を行っているが、ほぼすべての製品でプラセボ対照試験を実施している。そして、そのほとんどでプラセボ群との差はきわめて小さく、時には統計的有意差が得られていないものもある。そのためか測定値を恣意的に変換するなどの統計法の誤用も多く、届出の中から最近の３３４４件を検証したところ、４９５件、14・８％で測定値を前後差に変換し、この値を使って群間差を計算するなどの統計の不適切な使用があったという（ＡＳＣＯＮ科学者委員会鈴木勝士委員長私信）。

(4) 行政の対応

統計の不適切な使用が15％もあることはきわめて大きな問題なのだが、消費者庁はこれを認めている。図表4―12に示すのは、機能性表示食品の届出資料の様式（Ｖ）‐11aである。そこには各群の前値と後値を記入する欄と、「介入群vs対照群の平均差」およびp値の記入欄はあるが、群間比較のためにもっとも重要な「投与後の対照群と介入群の差」を記入する欄がない。この表に従って記入すれば、前後差の群間差で「群間比較」を行うことになり、投与後の２群の測定値の比較はしなくていいことになる。

ＡＳＣＯＮ科学者委員会の評価によれば、85％の企業は統計の原則に従って投与後の２群の測定値を比較することにより有意差を検討している。他方、この表に従って前後差の群間差を使って有意差を求めた企業が15％あったということになる。

実は、ＡＳＣＯＮ科学者委員会はこの問題について２０１９年10月に消費者庁に改善を要望したが、担当者からは「有識者のご意見を伺って検討する」という回答があったたままになっている。と

図表4－12　機能性表示食品の届出書類の一部

各群の前後の値											
効果指標	対照群（前値）	対照群（後値）	対照群平均差	p値	介入群（前値）	介入値（後値）	介入群平均差	p値	介入群 vs 対照群平均差	p値	コメント

消費者庁　届出要旨　別紙様式（V）-11a（連続変数を指標とした場合）
各論文の質評価シート（臨床試験（ヒト試験））

いうことは、消費者庁はこの表を変更する意図はないこと、言い換えれば測定値の群間比較だけでなく変化量という変換値を使った群間比較も認め、どちらかの方法で有意差があればいいことにしているのだ。このような措置の理由は、機能性表示食品の効果判定法にプラセボ対照試験を使用すると、試験法の性質上有意差が出ないことが多いためであることは明らかである。

行政はさらに2種類の対応も行っている。その一つが有意差の危険率を5％以下から10％以下に緩和することである。機能性表示食品の試験はトクホの試験法に準拠することになっているが、通常のトクホは危険率5％以下、条件付きトクホは危険率10％以下を有意差ありとしている。もう一つは、条件付きトクホについて、非ランダム化比較試験を認めていることである。ただし、これらの措置は機能性表示食品では認められていない。

健康食品の臨床試験にプラセボ対照試験を使い続けようとすれば、軽症者を被験者として認めることの他に、統計の不適切な使用を認めるしかない。しかし、それは本来使用が困難なプラセボ対照試験を無理に使い続けるためであり、統計の使用について述べているＩＣＨ‐Ｅ９と課長通知に照らしても不適切な措置と言わざるを得ない。

百歩譲って、統計の使用法を「規制解除」するだけでプラセボ対照試験の問題が解決するのであれば、それも一つの方策だろう。しかし、そのような措置を講じても、それで救済できる製品がどのくらいあるのか疑問がある。このような措置を社会が受け入れるのかも問題である。結局、物質作用と心因作用の相加性の問題は統計法で解決できる問題ではなく、抜本的な解決策が必要である。

(5) ディオパン事件

ディオパンはノバルティス社が開発した高血圧治療薬だが、その臨床試験を京都府立医科大学、東京慈恵会医科大学、滋賀医科大学、千葉大学、名古屋大学が実施して、５大学とも「有効」という論文を発表した。ところがこれらの論文に疑義が表明されて調査が行われた結果、ノバルティス日本法人社員がこれらの論文作成に統計解析者として参加してデータを偽装するという利益相反問題が明らかになり、すべての論文が撤回されるという大きな事件が起こった。

これをきっかけにして臨床試験は臨床研究法により厳しく規制されるようになった。健康食品の臨床試験はこの法律の適用外になっているが、だからといって研究の質が劣っていいことにはならない。実施するのであれば、統計を含めて研究の科学的な質は当然担保されなくてはならない。健康食品の臨床試験のほとんどすべては関連企業が実施したもので、そこに利益相反の悪影響がないのか検証は行われていない。これに加えて統計の利用に行政主導で手心を加えることは、臨床試験の国際的な評価を下げることにもなる。

3 効果判定法の改善

(1) 前臨床試験の重要性

健康食品の試験にプラセボ対照試験を使用できない問題の解決法は2つある。第一は、健康食品については臨床試験を免除することだ。健康食品の試験にプラセボ対照試験を半ば義務化している理由は、物質作用がない健康食品を排除するためといわれている。しかし、そもそも物質作用のないものが機能性表示食品になる可能性はない。

機能性表示食品の届出等に関するガイドラインでは、その機能性関与成分について、「表示しようとする機能性に係る作用機序について、in vitro 試験及び in vivo 試験又は臨床試験（ヒト試験）により考察されているものであり、直接的又は間接的な定性確認及び定量確認が可能な成分」と定義している。これを文字通り解釈すれば、in vitro 試験および in vivo 試験などの前臨床試験で作用機序が考察されていれば、臨床試験はかならずしも必要がないことになる。実際に届出資料を見ると、機能性関与成分の作用機序が前試験により証明されたものについて、さらに臨床試験を行っている。だから、臨床試験をなくしても、物質作用がない健康食品が誕生することはない。

薬理学の常識から言ってもＩＣＨガイドラインに照らしても、薬物の作用が一つの試験でわかることなどはなく、多くの試験結果からの総合的な判断が必要である。プラセボ対照試験さえすればいいという風潮を考え直す必要がある。

とはいっても、実際にヒトにおいて効果があることを示すためには臨床試験を行うことが必要という意見も根強い。その場合、試験の目的を明確にすること、目的に沿った試験法を選択することが重要である。試験の目的は、ヒトにおいて有効であることを示すことだが、「有効」とは何かを定義する必要がある。繰り返し述べるが、医薬品の認可のために行政は物質作用だけを有効性の根拠としている。しかし、治療効果は物質作用と心因作用の組み合わせであることは医療や医薬品の常識である。この2つの考え方を勘案して、健康食品の有効性の根拠には物質作用が必須であり、それは前試験により証明すればいい。したがって臨床試験の目的は、物質作用と心因作用の総合的な効果を測定すればいいことになる。

(2) 無処置対照試験の効用

次に、具体的な試験法の選択だが、プラセボ対照試験が使えないことが多い事情はすでに述べた。また、物質効果だけを分離する必要がないので、プラセボ対照試験を無理に使用する必要性もない。プラセボ以外の対照の選択については、厚生労働省医薬局審査管理課長『「臨床試験における対照群の選択とそれに関連する諸問題」について』に従って、次の4つのどれかになる。すなわち、①プラセボ、②無治療、③異なった用量又は用法の被験治療、④被験治療とは異なる実薬による治療である。

プラセボが使用できない場合には、残りの3種類が候補になる。③は用量反応試験とも呼ばれ、複数の用量の比較を行うのだが、用量がゼロの場合はプラセボと同じなので除外する。④は、有効なことがすでに確定している別の製品との比較だが、医療の標準的治療法のような制度が健康食品にはないので、何を対象にするのかがむずかしい。したがってこの方法も現実的ではない。すると、残るのは②の無治療しかない。これを健康食品に当てはめると「無処置対照」ということになる。

無処置対照の特徴は、二重盲検になっていないこと、すなわち被験者も治験を実施する医師も治療の有無を知っている点である。したがって、試験物質を投与される被験者は期待をもち、物質効果とともに心因効果が生まれる。プラセボ対照試験を使用しないということは、物質作用と心因作用の区別をしないということである。事前に試験において関与成分には物質作用があることを確認しているので、臨床試験で改めてその存在を確認する意味は小さい。

また、無処置対照は自然変化を検出するという利点がある。もし、臨床試験で治療効果と自然変化が同じ大きさになれば、それは関与成分の物質作用ではなく自然変化の結果ということになる。そのような確認ができるのは無処置対照だけである。この試験法は物質効果と心因効果を分離することが目的ではないため、相加性の成立を要件とはしないという利点もある。

健康食品を購入する人がもっとも重視するのは

「効いた」という実感である。被験者が感じる効果とは、物質作用と心因作用の合計である。その意味で無処置対照試験はきわめて素直に被験者の感覚を反映することが最大の利点といえよう。

結論として、無処置対照試験には利点も欠点もあるが、そもそもプラセボ対照試験が健康食品分野では成立しないことが多い以上、無処置対照試験を採用して、欠点は他の試験により補うことがもっとも現実的な解決法であろう。

機能性表示食品の届出書類を見ると、その多くはすでに行われた臨床試験のシステマティックレビューを実施している。そして、既存の試験はすべてプラセボ対照試験である。もし、試験法を変更しても、新たな試験法を用いた臨床試験の論文が出版され、ある程度の数が蓄積するまでに2、3年の期間が必要だろう。したがって、速やかに試験法変更の決断を行うことが、問題の早期の改善につながる。

(3) 健康食品試験法の問題点

健康食品の試験法の問題をまとめると、健康食品を摂取するのは健康な成人であり、その目的は健康の維持と増進である。他方、医薬品を使用するのは病人であり、その目的は治療である。医薬品は原則として医師が処方し、その費用は健康保険で支払われるが、健康食品は自己判断で摂取し、その費用は自己負担である。健康食品と医薬品の目的と対象が異なる以上、試験法はまったく異なって当然である。ところが、健康食品でも医薬品と同じプラセボ対照試験を実質的に義務化している。そしてこのことが問題を引き起こしている。健康食品の被験者は健康な成人が建前だが、それではプラセボ対照試験が成立しない。だから、軽症者を被験者とすることを認めているが、それでも効果の証明は困難である。それは心因効果が大きい場合や軽症の場合にはプラセボ対照試験は物質作用を過小評価する欠点があるためである。この問題を行政は統計の不適切な利用を容認するというその場しのぎの方法で解決を図ろうとしているが、それは望ましくないだけでなくその効果も限定的である。

健康食品の効果判定の方法をまとめると図表4―13のようになる。最初の検討は相加性成立の予測である。効果が小さくプラセボ効果が大きいことがわかっている慢性疼痛、不安、不眠など多くの症状では相加性不成立の可能性が高いと判断して、総合判断に進む。相加性が成立する可能性が高いと判断したときには、プラセボ作成の可能性

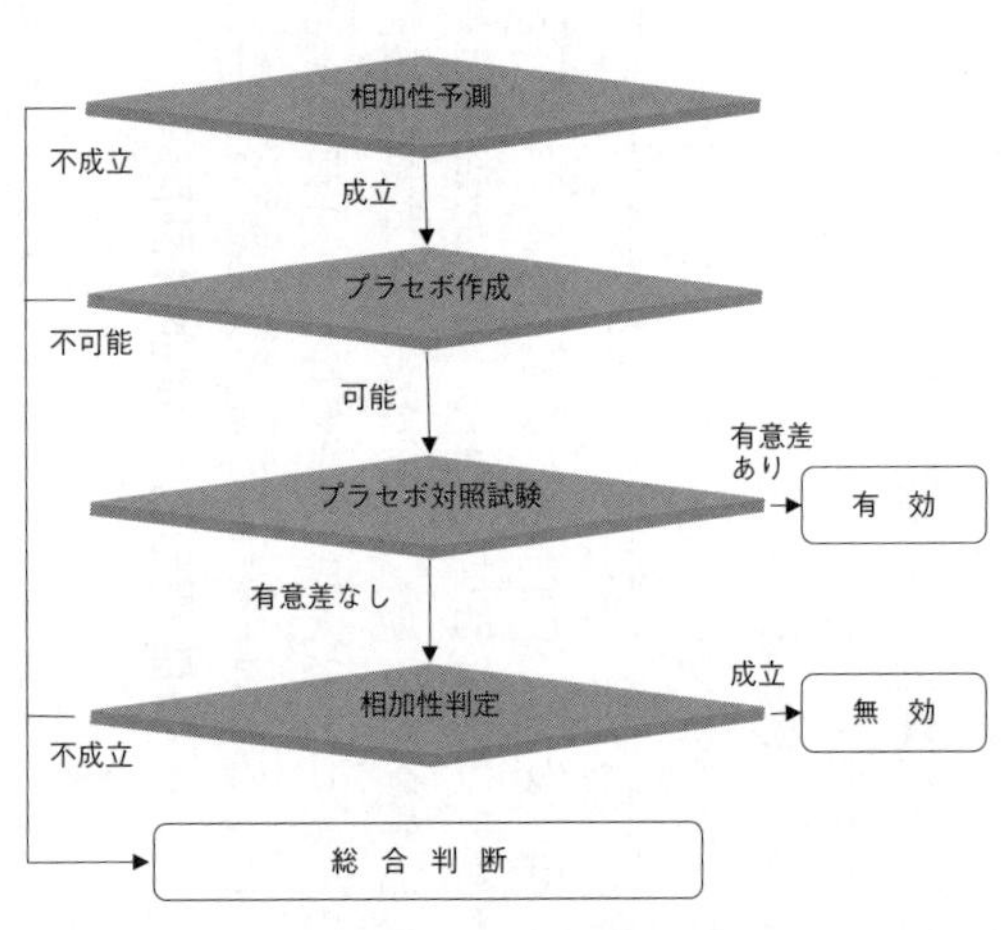

図表4－13
プラセボ対照試験の欠点を考慮した効果の判定

に進む。

プラセボ作成が可能な場合にはプラセボ対照試験に進む。できないときには総合判断に進む。

プラセボ対照試験を実施し、有意差が得られた場合には有効と判定する。有意差が得られないときには、その原因は実際に効果がないためか、相加性が成立しないため効果が見えないのか判定する必要があるので、相加性成立の判断を行う。成立している場合は無効と判断する。成立していなければ総合判断に進む。

総合判断とは、前臨床試験や無処置対照試験の結果を用いて、文字通り総合的に判断することである。

健康食品の試験法に関するこのような深刻な問題について、多くの人が気づきながらも表立って議論する機会はなかった。この問題の根本的な解決に向けた真剣な議論を、遅ればせながらもただちに始めるべきである。

4 健康食品の効果測定

健康食品が国民の健康度向上に役立っていることを示すデータがないという批判がある。たしかに個々の健康食品の個人に対する効果は臨床試験などで測定されているが、健康食品全体として国民健康度がどのくらい向上したのかはわからない。それは医薬品も同じで、個人に対する個々の医薬品の効果と副作用しかわかっていない。それを積算した結果、医薬品全体としては健康度向上に役立っていると推測するだけである。

よく使われるのが平均余命の変化だ。1947年に生まれた0歳児男子は50・1歳、女子は54・

0歳まで生きると予測されたが、２０１０年になると男子は79・6歳、女子は86・4歳と予測され、30年前後の大幅な寿命延伸になった。この変化の原因として栄養状態や公衆衛生や医療の改善の役割は大きいが、それぞれがどのくらいの役割を果たしているのか正確に知ることは困難である。そしてここに健康食品も関与していることを否定するデータはない。

厚労省令和元年国民健康・栄養調査報告によれば、この10年で肥満の割合は女性では変化がなく男性では増加、糖尿病は男女とも変化なし、最高血圧は男女ともに減少、血中コレステロールは男性では変化がなく女性では増加している。この10年間値が悪化していないのは健康食品の効果だという意見もある。しかし、この統計は摂取した人としない人を区別していないので、健康食品の効果を判定することは困難である。結局、健康食品全体としての効果は、個々の健康食品の効果の積み重ねと、利用者がその効果を実感して継続して使用している事実から推測するしかない。

第5章

健康食品の心因作用

1 心因作用

(1) 金属トラクター

医療の効果は、医薬品が身体機能に作用する物質作用と、医療を受けたことで生まれる改善への期待が作り出す心因作用の2つがある。体調不良のときに病院に行き、医師の診断を受ける。医師の対応を見て信頼できるかどうかを無意識のうちに判断する。信頼できそうな医師が病名を告げて医薬品の処方をしてくれるとそれだけで気分が軽くなる。医師の対応が納得できなければ、自分を理解して適切な治療をしてくれるのか不安になり、処方された薬にまで不安を抱く。そのような患者の心理が治療に実際に影響を与えることが証明されている。

1987年にトーマス博士が行った試験では、同じ症状をもつ患者200人を集めて、半数は主治医から「体調不良の原因がわからない。治療しても良くなるのかわからない」と告げられた。残り半数はどこが悪いのかを明確に説明され、治療を受ければ良くなると保証された。そして、両グループはまったく同じ治療を受けた。2週間後、最初のグループでは39％しか治癒しなかったが、2番目のグループでは倍近い64％が治癒した（図表5―1）。

医療の基本は信頼関係であり、信頼があれば期待が生まれて心因作用が大きく働く。体調が悪いときに神社仏閣に参詣する人もいる。お祓いや祈

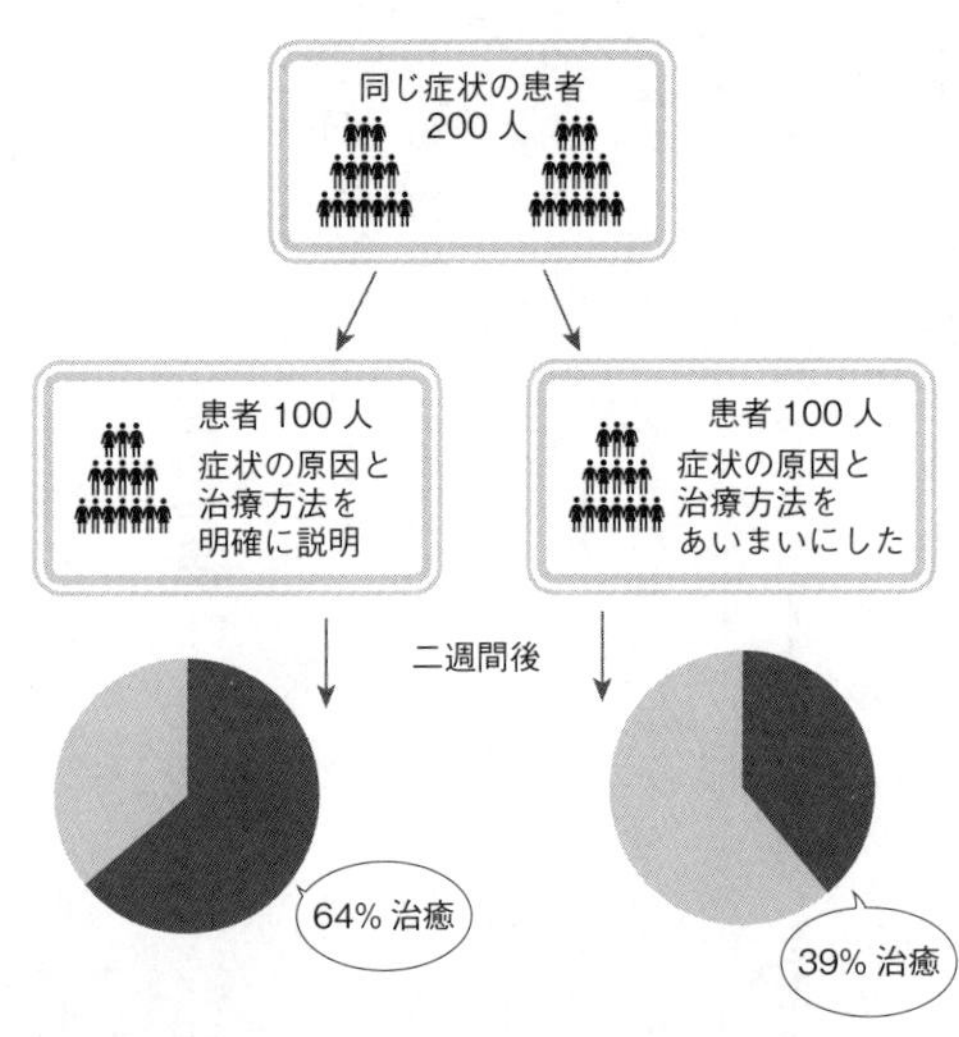

図表5－1　トーマス博士の実験

祷を受けて、守り札をもらうだけで気分が安らぎ、体調が良くなる。物質作用がなくても、心因作用だけで体調が変わることを経験した人は多いことだろう。

心因作用の例として必ず出てくる話が金属トラクターだ。米国初の医療分野の特許は、米国独立戦争直後の１７９６年にパーキンス医師が発明した金属トラクターだった。１本は真ちゅう製、もう１本は鉄製の２本の棒からできた簡単な仕組みだが、これで患者の痛みがある部分を数分間こするだけで痛みが消えるという画期的な治療装置だ（図表５―２）。リウマチや痛風の痛みにも大きな治療効果があり、ジョージ・ワシントン米国初代大統領も個人的な使用のためにこれを購入したという。

評判は米国だけでなくヨーロッパにも広がり、

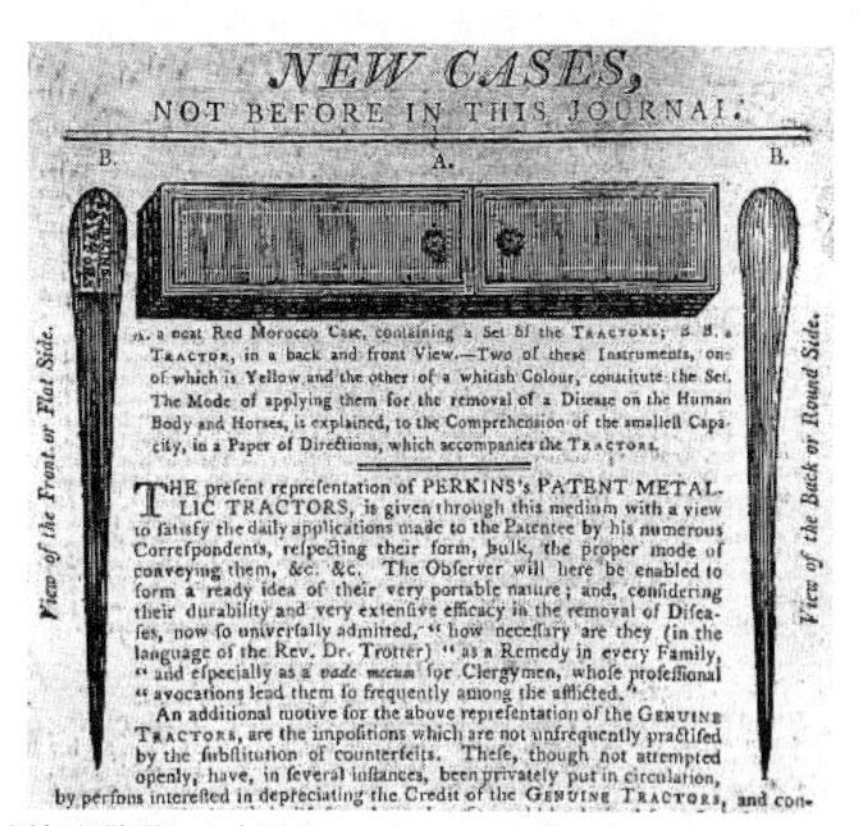
NEW CASES,

NOT BEFORE IN THIS JOURNAL.

B. A. B.

A. a neat Red Morocco Case, containing a Set of the TRACTORS; B B. a TRACTOR, in a back and front View.—Two of these Instruments, one of which is Yellow and the other of a whitish Colour, constitute the Set. The Mode of applying them for the removal of a Disease on the Human Body and Horses, is explained, to the Comprehension of the smallest Capacity, in a Paper of Directions, which accompanies the TRACTORS.

THE preſent repreſentation of PERKINS's PATENT METALLIC TRACTORS, is given through this medium with a view to ſatisfy the daily applications made to the Patentee by his numerous Correſpondents, reſpecting their form, bulk, the proper mode of conveying them, &c. &c. The Obſerver will here be enabled to form a ready idea of their very portable nature; and, conſidering their durability and very extenſive efficacy in the removal of Diſeaſes, now ſo univerſally admitted, " how neceſſary are they (in the language of the Rev. Dr. Trotter) " as a Remedy in every Family, " and eſpecially as a *vade mecum* for Clergymen, whoſe profeſſional " avocations lead them ſo frequently among the afflicted."

An additional motive for the above repreſentation of the GENUINE TRACTORS, are the impoſitions which are not unfrequently practiſed by the ſubſtitution of counterfeits. Theſe, though not attempted openly, have, in ſeveral inſtances, been privately put in circulation, by perſons intereſted in depreciating the Credit of the GENUINE TRACTORS, and con-

パーキンス医師が発明した金属トラクターの宣伝文。左右に描かれているのが長さ約10㎝の金属トラクター。１本は真ちゅう製で黄色、もう１本は鉄製で白色。この２本が、上部に描かれているモロッコ皮の箱に入っている。皮膚表面を滑らせることで病気を治療するとしている。当時の価格は25ドル（現在の価格に換算すると500ドル、６万５千円程度）。

図表５－２　パーキンス医師が発明した金属トラクター

利用者が増えた。しかし、これはインチキだという批判もあった。また、患者が金属トラクターを使って自分で治療を行い、病院に行かなくなったため、多くの医師が反発した。そんな事情もあって１７９７年にコネチカット医学会は、パーキンス医師を会員から追放した。

しかし、利用者は実際に効果を感じていた。だから売上げは大きく伸びて、パーキンス医師は富と名声を得た。ところが、幸運は続かなかった。金属トラクターの発明から2年後の１７９９年、当時流行した黄熱病に感染して彼はニューヨークで亡くなった。パーキンス医師の息子ベンジャミンは英国に行き、凧（たこ）を使って雷が電気であることを証明した米国の有名な政治家ベンジャミン・フランクリンの息子リチャードの助けを借りて、１８０２年にパーキンス研究所を設立し、金属トラクター治療によりロンドンでもっとも成功した医療施設の一つに成長させた。

転機が来たのは、1815年にヘイガース博士が決定的な証拠を見つけたことだった。彼は、木の棒を金属のように塗装してそれで患者を治療したところ、見事に痛みが治まった。ところが、事前に患者へそれが単なる木の棒だと説明してから治療したところ、何の効果もなかった。結局、金属に特別の効果があるのではなく、患者が有効な治療であるとを信じることで効果が現れることを証明したのだ。

ヘイガース博士の実験結果が公表されると金属トラクターを信じる人が減っていった。しかし、信じることには大きな治療効果があるという事実は、よく知られることになった。

(2) 偽手術

20世紀に入ると、心因作用の研究が相次いだ。外科手術に心因作用はないと考えられてきたが、そうではなかった。1939年、イタリアの外科医フィエスキは、狭心症の痛みは心臓の血流を良くすれば軽減すると考え、胸部を切開して胸腔内の動脈を手術した。その結果、4分の3の患者の痛みが改善し、4分の1の患者は痛みがなくなるという大きな成功を収めた。ところが、1959年コップ医師が、フィエスキ医師と同じ手術をすると言って患者の胸部を切開し、血管には触れずに手術を終わるという偽手術を行った。その結果、患者の胸の痛みは本当の手術とほぼ同じ程度に見事に収まった。

1959年モーズレイ医師は、ひざの関節炎の患者に軟骨の手術と、炎症部位の除去と、偽手術を行って結果を比較したところ、3種類の治療効果にまったく差がなかった。

　1990年代後半にスエード社は、心臓ペースメーカーの効果を調べる研究を行った。試験群では埋め込んだペースメーカーの電源を入れて動かした。対照群では、ペースメーカーを埋め込むだけで電源を入れなかった。その結果、両者とも心臓の動きに同程度の改善が見られた。

　その後も偽手術の研究は続いている。たとえば、ハーバード大学医学部の研究では喘息の患者に吸入薬あるいはプラセボを投与、あるいは針で皮膚をつつくだけで刺さない「針のまね」を行った。その結果、肺の機能が改善したのは吸入薬だけだった。しかし、プラセボと「針のまね」の治療を受けた患者は、吸入薬の治療を受けた患者と同程度まで呼吸が楽になった。

　脊椎損傷の後遺症で痛みが激しく歩行が困難な患者の半分に椎体形成術を行い、残りの半分は皮膚の切開をするが脊椎には触れない偽手術を行った。その結果、両者ともほとんど同じ改善効果を示した。ハーバード大学医学部は心因作用の研究で世界に先駆けており、研究内容はジョー・マーチャントが『「病は気から」を科学する』で紹介している。

(3) 心因効果を生む儀式

① 鎮痛剤や抗うつ剤の心因作用

　プラセボに大きな治療効果があることは、医療の世界では広く知られている。とくに、鎮痛剤や抗うつ剤の効果がプラセボとそれほど変わらないという研究結果は有名だ。米国での調査では内科医とリウマチ医の半数が患者にプラセボを定期的に処方し、6割がプラセボによる治療は倫理的に許されると回答している。患者の多くもまたプラセボの使用を容認している。もちろんそれは、かならずしも医薬品を必要としないにも関わらず医薬品を飲まないと不安に陥る人や、医薬品とプラセボの効果がほとんど変わらない症状の場合に副作用が少ないプラセボを選ぶなどである。

心因作用の大きな問題は、医薬品や健康食品を摂取すれば必ず出現するわけではないことである。心因作用を発揮するためには医師の言葉、病院の雰囲気、何かを飲む、治療をする、暗示を受ける、表示、広告、ネットの評判、祈祷をするなど、なにかの「儀式」が必要である。これを信頼して「効果があるはず」と判断し、期待することで初めて心因作用が生まれる。そのような期待をもたらす「儀式」の一つが伝統医療であり、その効果の大部分は心因作用と考えられている。金属トラクター治療もそのような儀式だったのだ。

② 値段の効果

値段もまた大きな心因作用を生み出す。米国デューク大学のグループは、82人の被験者の腕に軽い電気ショックを与えて痛みの程度を測定する実験を行った。その後、半分の被験者には「最近開発された1錠3000円もする高価な鎮痛剤」と説明してプラセボを投与し、残りの半分には「1錠10円の安価な鎮痛剤」と説明して同じプラセボを投与した。そして同じ強さの電気ショックを与えたところ、前者では被験者の85%で痛みが軽減した。しかし、後者では61%でしか軽減しなかった（図表5―3）。

また、米国シンシナティ大学のグループは、パーキンソン病患者12人の半分に、「新たに開発され

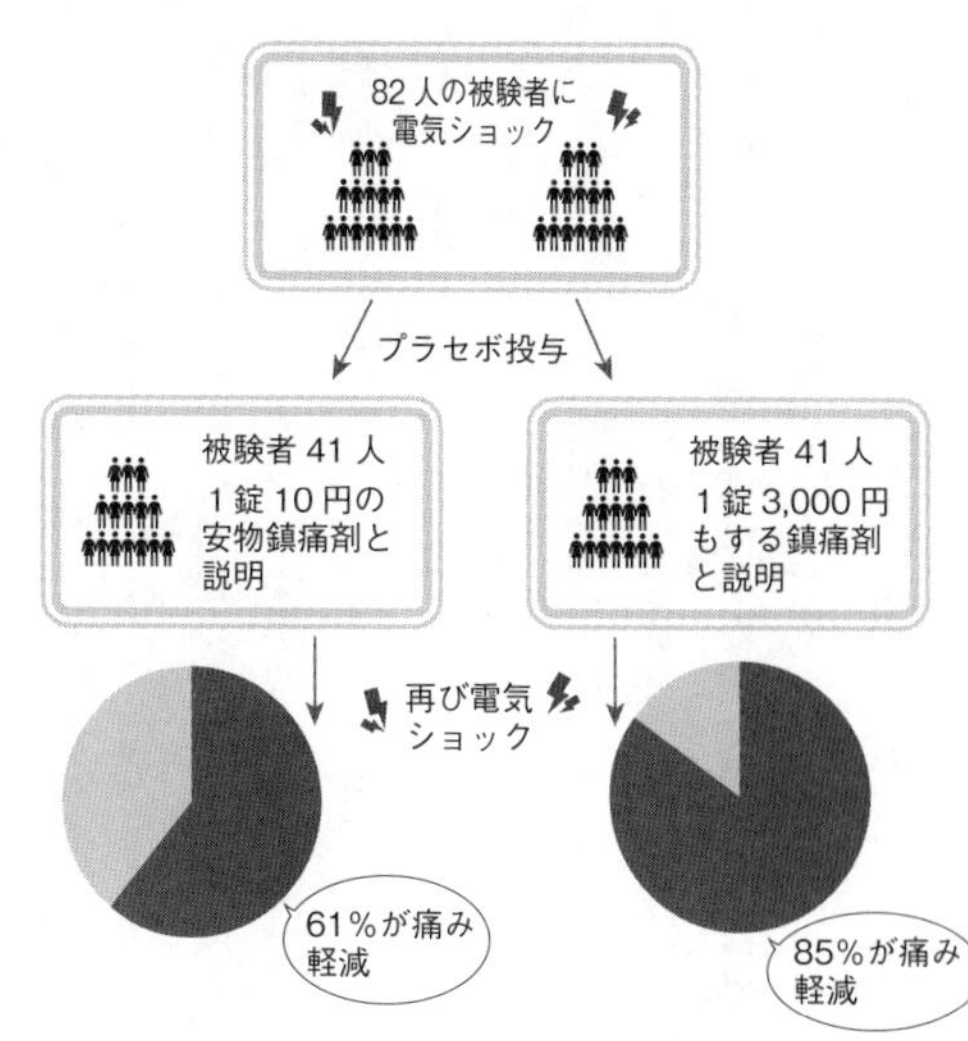

図表5－3　値段の効果

た高価な新薬」と説明してプラセボを静脈注射し、残りの半分には「安価な治療薬」と説明して同じプラセボを静脈注射した。その結果、前者では真の治療薬であるレボドーパに近い治療効果があった。後者もまた症状を改善したが、それは前者の半分程度の効果でしかなかった。

同じプラセボでも、値段が高いと聞いただけで大きな効果が生まれる。値段が高いほうが効果はあると期待する心理は誰でももっているが、単なる思い込みではなく、実際に効くことが証明されたのだ。普段は1本100円のドリンク剤を飲んでいる知人から、勝負時に1本1000円のドリンク剤を飲んだおかげで仕事がうまくいったという話を聞いた。これもまた期待が生み出す大きな効果といえよう。

③ 心因作用が働く症状

逆に期待が生まれなければ効果も小さくなる。たとえば、アルツハイマー病患者は鎮痛剤が効きにくいという研究結果がある。痛みは心因作用が出やすい症状だが、患者自身が鎮痛剤を飲んだことと忘れてしまうため、期待がもたらす効果、すなわち心因作用がなくなり、物質作用だけになったためと考えられる。

このような多くの研究から、心因作用が現れるのは痛み、不安、睡眠障害、疲労感などの症状であり、抗生物質の効果、コレステロール値や血糖値の低下、皮下脂肪の減少などに対しては効果がないこともわかっている。

医薬品も外科手術も、真の効果は心因作用であって、医薬品や手術は期待を生み出すための「儀式」にすぎない例がかなりあることが明らかになった。そのような事実を医師も患者もよく理解して、物質作用との適切な組み合わせを計画し、どのような「儀式」が治療に有効なのかを考えることが必要である。脳のＭＲＩ検査、心理検査、あるいは遺伝子解析などを駆使して心因作用が出やすい人を選別することも研究されている。

⑷ インドの医療

心因作用の有効性が広く認められるようになって議論になったのが、伝統医療を医療として認めるかということだ。世界にはこれを公式の医療として認めている国がある。

中国で始まった新型コロナウイルスが日本をはじめ世界に広がり、生活にも経済にもこれまでにない大混乱が起こった。各国はさまざまな対策を行ったが、そのなかで話題になったのがインド政府の対策である。

インドには医療政策機関として、他国と同様の保健・家族福祉省があるが、他国にはない特徴としてＡＹＵＳＨ省が設置されている（図表５－４）。ＡＹＵＳＨとは、アーユルベーダ（Ａ）、ヨガと自然療法（Ｙ）、ユナニ（Ｕ）、シッダ（Ｓ）、そして、ホメオパシー（Ｈ）の組み合わせだ。アーユルベーダ医学はインド発祥で、ギリシャ発祥のユナニ医学、中国医学とともに世界三大伝統医学と呼ばれ、古い歴史をもつ。ヨガとシッダもインド発祥の古い伝統医療である。ホメオパシーは１７９６年にドイツのハーネマン医師が提唱した比較的新しい民間療法で、英国が植民地化したインドで広げたものである。ＡＹＵＳＨ省の役割はこれらの伝統療法を広め、治療者の養成教育を実施することである。

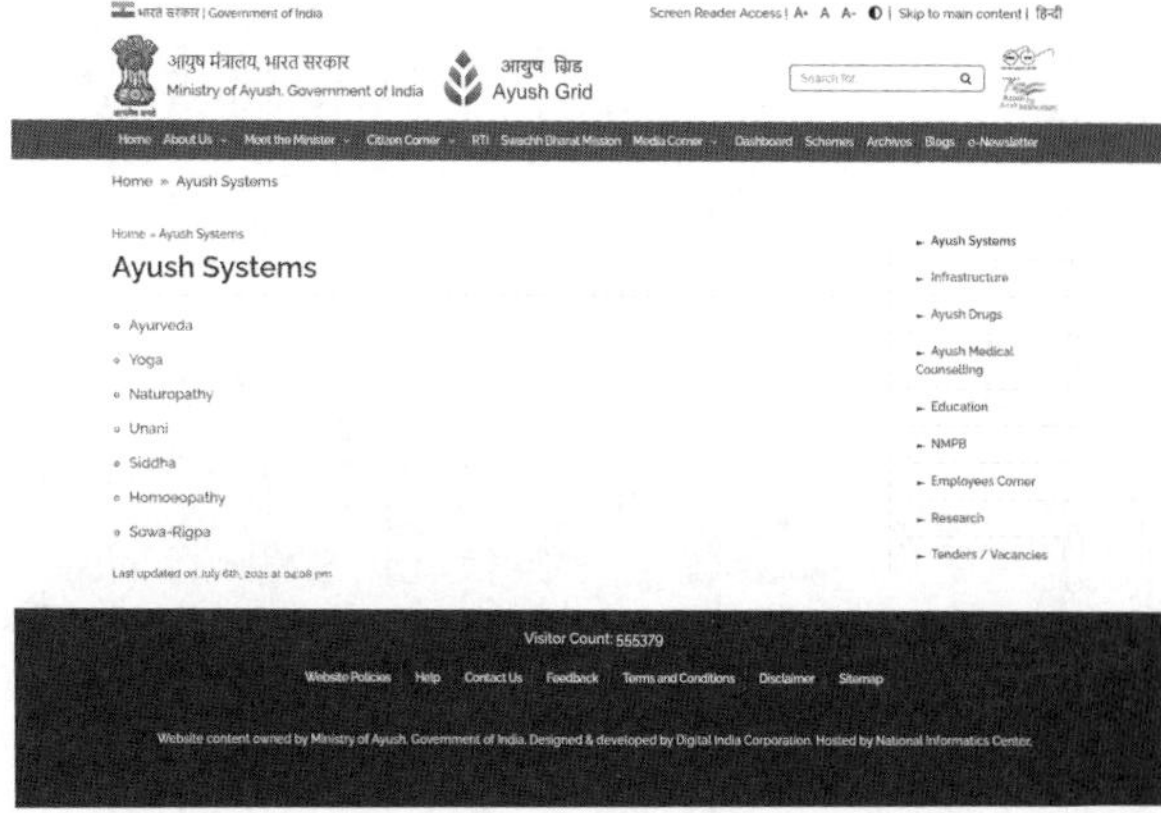

図表５－４　インドAYUSH省ホームページ

そのAYUSH省が、新型コロナの予防にホメオパシー治療薬を利用すること、治療にはユナニ治療薬を使用するよう国民に呼びかけたことが驚きをもって話題になった。それは、臨床試験により効果がプラセボ以上であることが証明された伝統医療はほとんどないからであり、医療関係者の多くがその事実を知っているからだ。それでは、なぜインド政府は伝統医療を推奨しているのだろうか。それはもちろん心因作用の大きさを理解し、それを利用するためだ。

振り返って日本の医療を見ると、医療保険の対象として中国の伝統医療である針灸が認められ、漢方薬が医薬品として認められている。日本でも医療に伝統医療を取り入れているのだ。さらに、多くの人たちは病院で診断と治療を受け、処方された医薬品を飲むだけでなく、健康食品を摂取し、神社仏閣で祈祷を受け、お守りを購入する。このような状況は欧米諸国でも変わらない。

このようにインドが特別ではなく、日本をはじめ多くの国で近代医療と伝統医療が共存している。ということは、物質作用と心因作用の両方を医療に役立てようとする努力が行われているということだ。ただし、インドでは近代医療と伝統医療の関係はかならずしも良好ではないようで、2つの省のウェブサイトは互いにリンクしていない。それは、近代医療側が伝統医療を非科学的で前時代的として毛嫌いしているためである。次はその話をしよう。

(5) チャールズⅢ世

伝統医療の擁護派として有名なのが英国国王チャールズⅢ世である。国王が皇太子時代に後援して作られたのがスモールウッド報告書だ。2005年に皇太子が経済学者スモールウッドに作成を依頼したもので、当初は代替医療の専門家であるエクセター大学のエルンスト教授が協力者として参加していた。ところが、エルンスト教授は報告書の草案を見て「誤解を招くゴミ」と言って降りてしまった。そんな騒動はその後も続くのだが、まずは報告書の前文を紹介する。

『過去数十年にわたる現代医療の成果は注目に値し、予防接種、抗生物質、人工股関節置換術、臓器移植などが世界中で何百万もの人々にもたらした利点に疑問の余地はない。他方、医学の進歩はそれほど早くはなく、現在の治療法に不満を持つ患者は伝統医療に助けを求めている。患者の慢性的な病状と不満と心理的要因が相互作用して、標準的な治療では満足できない患者もいる。このような場合、医療は個々の患者の希望や価値観を尊重し、患者自身が治療法を選択することを保証するという真に患者中心でなくてはならない。』

報告書は、現代医療が十分に対応できていない不安、ストレス、うつ、不眠、痛み、慢性疲労、過敏性腸炎、悪心などの症状に対して、ハーブ療法、カイロプラクティク、針治療、ホメオパシーなどの伝統医療は効果があること、これらを医療に利用することは英国の医療費の大幅削減に役立つこと、そして、医療関係者に伝統医療に関する教育を行うことを提言している。要するに、心因作用を治療法として公認すべきという考え方だ。

これに対して、英国だけでなく世界の医学界から大きな反対の声が起こった。中心になったのが、エルンスト教授だった。彼は科学ジャーナリストのサイモン・シンと共著で『代替医療のトリック』を出版し、ベストセラーになった。この本は、代替医療は科学的に証明されていないだけでなく効果がないとして非難し、代替医療の規制強化を求め、さらに、チャールズ皇太子が代替医療を擁護したことを批判して、スモールウッド報告書をインチキとして葬り去る原動力になった。

この本の英文タイトルは「トリックなのか治療なのか？ 代替医療の審判」であり、ハロウィンで子どもがお菓子をもらうときの言葉である「trick or treat」をもじったものだが、代替医療はトリックだという著者の主張を強く表している。なお、代替医療と伝統医療はほぼ同じである。

(6) 代替医療はトリックか？

科学雑誌ネイチャー2008年6月12日号がこの本の書評を掲載しているので、内容を紹介する。

『代替医療の国際市場は400億米ドルと推定されている。そして代替医療は科学的なのかについて議論が起こっている。エルンスト教授はスモールウッド報告書が取り上げた鍼治療、ホメオパシー、ハーブ療法、カイロプラクティックについて、臨床試験に基づいて次のように結論づけている。鍼治療は短期的な鎮痛作用があり吐き気を和らげることはできるが、それ以外はあまり効果がない。カイロプラクティックは腰痛を改善するが、標準的な治療法より効果が低い。ホメオパシーはプラセボと同等の効果である。さらに、サプリメントや指圧など30の代替医療のほとんどはプラセボと同等、すなわち無効である。

ただし、エルンスト教授が評価に使ったプラセボ対照試験には批判がある。プラセボ対照試験は強力な手段ではあるが、不完全なものである。エルンスト教授がこの欠点について論じていない点は問題である。科学研究は暫定的なものであり、漸近的に真理に近づくことはあっても、決して確定的なものではない。しかし、エルンスト教授は自分たちこそが「真実」であると繰り返し主張している。プラセボ対照試験の結果はエルンスト教授が紹介する通りだが、科学は進化するものであり、現在の科学を「唯一の真実」とすることは間違いを招く。エルンスト教授の「確信」は、代替医療を支持する人々の「確信」と同じであり、それぞれの凝り固まった立場を和解させるような内容ではない。』

ということで、エルンスト教授の主張の最大の問題点は、プラセボ対照試験を無条件に信じてその欠点を無視していること、そして心因作用の治療効果を「非科学的に」否定していることだ。

2 心因作用の利用

(1) だまさないプラセボ

医療での心因作用の利用に対して強い反対がある一つの理由は、医師は患者に「非常に有効な治療薬です」とうそをついてプラセボを飲ませるという「だまし」が必要であり、これは倫理上許されないという立場だ。

それでは、被験者に真実を伝えたら心因作用はなくなるのだろうか。この疑問に答えが出された。それがハーバード大学医学部カプチャック博士の「オープンラベルプラセボ（ＯＬＰ）」、すなわち被験者に「これはプラセボです」と明確に伝えて、プラセボの効果を調べる試験だ。治療試験の前に被験者は医師から説明を聞く。これまでの臨床試験でプラセボは一部の症状に対して大きな効果があったことを説明し、被験者が飲むのはプラセボで、有効成分が入っていないことを説明する。そして「効果があるかもしれませんよ！　やってみましょう！」と付け加える。

そのような「前向き」な説明を受けた炎症性大腸炎の被験者80人を、これまでの治療法を受ける群と、これに加えてプラセボを飲む群とに分けて3週間試験を行った。すると、従来の治療では35％が改善したのに対して、プラセボを加えた群では65％が改善し、両者の間に大きな差があった（図表5―5）。慢性腰痛の被験者83人について3週間試験を行ったところ、従来の治療では9％が改善したのに対して、プラセボを加えた群では60％が改善した。さらに、がんによる疲労感をもつ被験者74人について3週間試験を行ったところ、従来の治療では5％が改善したのに対して、プラセボを加えた群では39％が改善した。

このような試験結果から、プラセボであることを知っていても心因作用が現れることが示された。事前の説明は非常に重要で、単に「これは有効成分が入っていないプラセボです」と説明する場合と、被験者に希望をもたせる言葉を付け加える場合とで結果は大きく変わる。このような試験成績から、プラセボは患者をだますことで成り立つのだから倫理に反するという反対論は、成り立たなくなる。

しかし、患者はプラセボであることを知りながら、プラセボを受け入れるだろうか？　カプチャッ

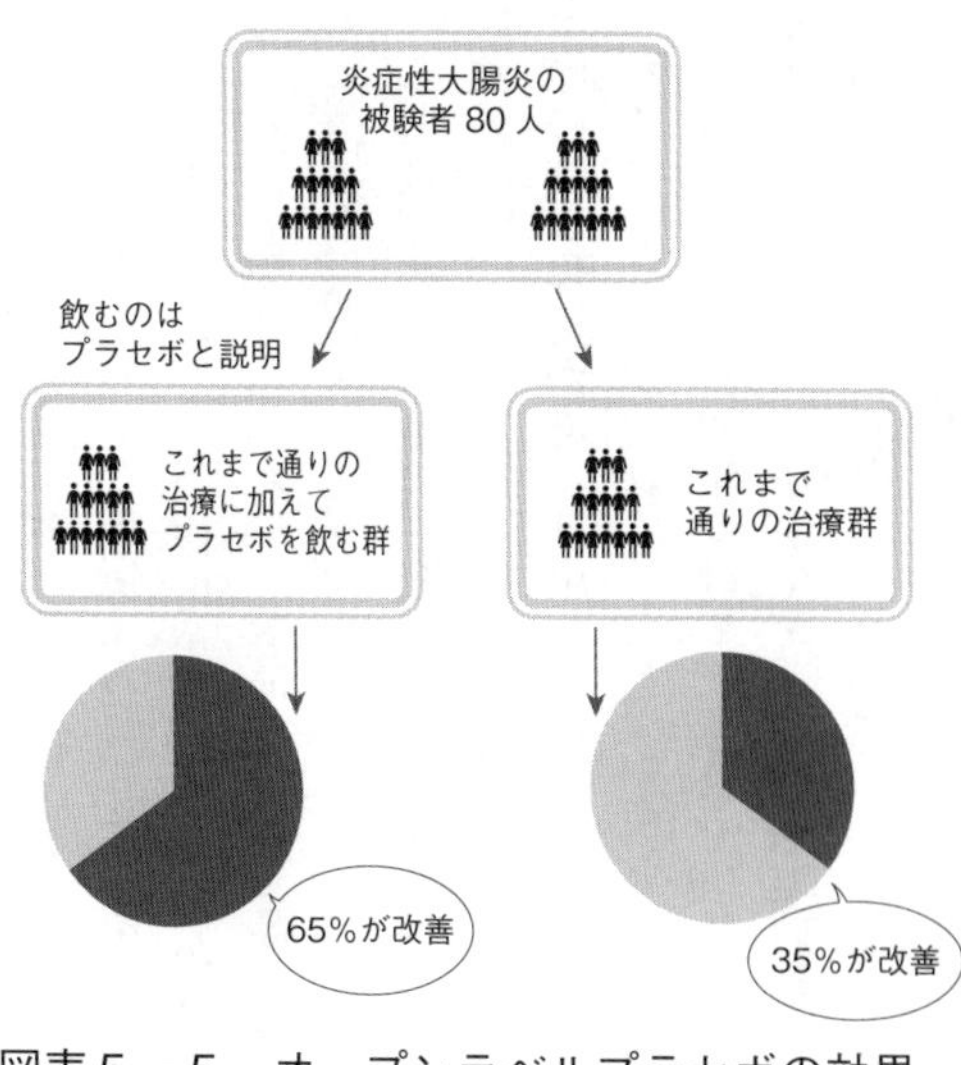

図表5－5　オープンラベルプラセボの効果

ク博士はこれについても調査している。米国で853人の患者に前述の炎症性大腸炎に対するプラセボの試験結果を説明したところ、62%の患者が、医師の同意があればプラセボを使ってみたいと答えたという。

プラセボには別の批判もある。ホメオパシーを批判し、インチキ健康食品を批判したゴールドエイカーは著書『デタラメ健康医学』のなかで、心因作用が有効であることを認めつつ、一部のインチキ事業者がプラセボだけで病気が治るような宣伝をして患者が正当な医療を受ける機会を失うことに警告を発している。この批判は重要であり、深刻である。現代医療を否定するような一部の伝統医療団体は厳しく批判されるべきだが、それは健康食品の世界にもあることで、実際にこれらをどのように規制するのかが問題になる。

⑵ 物質作用の裏づけ

問題を整理しよう。プラセボ自体に治療効果はない。何も言われずに飲んでも、何の効果もない。他方、効果があることを伝えられ、それを信じて期待が生まれると心因作用が現れることがある。しかし、心因作用しかない製品を健康食品と認めると大きな混乱を起こすだろう。

この問題の解決法は「物質作用がないものは健康食品として認めない」という原則を貫くことだ。実際に物質作用がある健康食品なら、何の説明もしなくても効果が現れる。もし、利用者が「効果がある」という説明を受けて、それを信じて期待が生まれると心因作用が生まれ、本来の効果を超える大きな効果が現れることがある。

健康食品は自己判断で摂取するものであり、医師の言葉により心因作用が出現するわけではない。表示、広告、ネットの評判などで「効果があるはず」と判断し、期待することで心因作用が生まれる。ということは、期待を大きくする表示や宣伝が心因作用を大きくし、全体の効果を大きくするのである。したがって健康食品の効果を物質作用に限定するのではなく、物質作用と心因作用の総和を健康食品の効果とした表示、宣伝を認めることが望ましい。

しかし、その実施はかならずしも簡単ではない。問題は表示や広告に虚偽がないかという点である。多くの専門家と行政は、心因作用は特定の有効成分を必要としない単なる心理効果、すなわち「思い込み」であり、「科学ではない」と考えている。そして、物質作用だけが「科学が証明した効果」としている。そのような現状で物質作用と心因作用の合計を健康食品の効果として表示した場合、「優良誤認」として取り締まりの対象にならないかという懸念がある。景表法では、表示の誇張の程度が社会一般に許容されている程度を超えて一般消費者の商品選択に影響を与える場合は違反になるとしている。

心因作用は有効成分がもつ効果ではないが、プラセボ対照試験により有効性が証明された効果である。そして、そもそも医薬品や健康食品だけでなく外科手術を含む医療の効果に心因作用が含まれていることは、周知の事実である。心因作用を科学的に解明し、臨床に応用しようとする試みは急速に進んでいる。「心因作用はインチキ」という時代は終わり、「心因作用をいかに有効利用するのか」という時代が来ているのだ。健康食品の心因作用の利用法について真剣に考えるべきときである。

(3) ノセボ効果

① ノセボ効果とは

プラセボは有効成分を含まないので副作用もないと考えられていたが、そうではない。プラセボを投与した被験者に副作用が見られることは広く知られ、これをノセボ効果と呼んでいる。被験者に治療効果についてのポジティブは情報を伝えると期待が生まれて有益な心因作用が見られるが、副作用についてのネガティブな情報を伝えると被験者が「副作用が起こるかもしれない」と思い込んで心因性副作用が起こる。

② 新型コロナワクチンの副反応

たとえば、ハーバード大学医学部の最近の研究で、新型コロナワクチンの副反応には２つの原因があることがわかった。

これまでに行われた４万人以上の臨床試験の結

果から副反応の発生状況を調べると、66・7％が注射部位の腫れや痛みを訴え、46・3％が発熱や頭痛や倦怠感などの全身症状を訴えた。私も注射部位が腫れて痛みがあった。全身症状のために接種翌日に仕事を休む人もいる。確かにワクチンの副反応はかなりの割合で起こることがわかる。

次は、生理的食塩水を「ワクチンです」と言って投与した。すると、驚いたことに、16・3％が注射部位に痛みが残ると訴え、35・2％が全身症状を訴えたのだ。何の効果もないはずの生理的食塩水でワクチンとほとんど同じ副反応が起こったのである。

ということは、ワクチンの副反応にはワクチンが直接引き起こす副反応と、ワクチンを打ったから副反応が起こるだろうと不安になることで起こる心因性副反応の2種類があり、注射部の痛みの24・3％、全身症状のなんと76・0％がノセボ効果ということになる。副反応の大部分がノセボ効果であることは、他の多くのワクチンも同じである。

③ インフォームドコンセントによる副作用

前立腺肥大の治療を受ける患者にフィナステリドを投与する際に、治療には性欲減退という副作用があることを説明した場合としない場合を比較すると、説明を受けた患者の44％に実際に性欲減退が起こったが、説明を受けない患者では15％という論文がある。さらに、冠状動脈疾患の患者にアテノロールを投与する際、治療には性欲減退という副作用があることを説明した場合としない場合を比較すると、説明を受けた患者の31％で実際に性欲減退が起こったが、説明を受けない患者では3％だったという論文もある。

これらの試験結果は、インフォームドコンセントで患者に悲観的な情報をどの程度まで知らせるべきかという深刻な問題も提起している。

これは医療領域の話であり、健康食品では試験結果からノセボ効果の報告はない。健康食品は副作用がないことが条件であり、その情報源である表示や広告には副作用を予測させるような情報はない。だから、「悪い予想」が起こらないためと考えられる。ただし、説明の仕方によってはネガティブな心因作用であるノセボ効果が起こり得る。

④のろい

丑（うし）の刻参りという呪いの儀式がある。白装束で真夜中に京都貴船神社に行き、御神木に憎い相手に見立てた藁（わら）人形を釘で打ちつける呪いを毎晩続けると7日目に相手が死ぬというもので、儀式を他人に見られると効力がないだけでなく、自分に呪いがかかるという。ノセボ効果は呪われていることを知ることで起こる。見られると効果がなくなるという言い伝えは結果としてノセボ効果を防止しているように見える。しかし、藁人形があれば誰かが呪われていることはわかる。呪いが信じられていた時代に、呪われる覚えがある人物はいつも不安だったことだろう。そして、自分が呪われたと信じて体調を崩したこともあるだろう。現在でも時折藁人形が見つかると聞く。

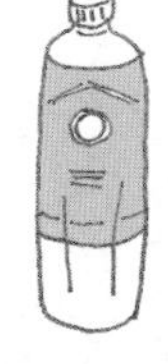

第6章 健康食品の安全性

1 健康食品による健康被害

(1) 中国製ダイエット食品

　健康食品による健康被害の代表的な例として、2002年に発生した中国製やせ薬により796人に肝障害などの健康被害が発生し、4名が死亡するという大きな事件があった。原因は、健康食品にN-ニトロソフェンフルラミンが加えられていたためだ。厚労省「中国製ダイエット用健康食品（未承認医薬品）に関する調査結果」を参考にしてその概略を述べる。

　痩身を目的とした中国製ダイエット用健康茶の中にフェンフルラミンが混入していることが明らかとなり、1996年に自主回収や販売中止などの措置がとられた。フェンフルラミンは食欲抑制剤としてイギリスやフランスでは承認されている医薬品だが、日本では承認されていない。

　その後、2002年には、健康茶以外の数種の中国製ダイエット用健康食品にもフェンフルラミンが含まれていることがわかった。さらに、フェンフルラミンにニトロソ基を付けたN-ニトロソフェンフルラミンが高濃度検出される事例が発見された。そして、これらを服用した人に肝障害や死亡事故も起こった。肝障害の発生状況は御芝堂（おんしどう）減肥（げんぴ）こう嚢（のう）135件、せん之素こう嚢120件、茶素減肥21件の合計276件であり、これは、02年7月12日以降報告のあった中国製ダイエット用健康食品による肝障害（117製品474件）の

58・2%を占めている。

図表6―1に示すように、2001年6月頃から肝障害が発生し、02年3月頃から被害者は急速に増加した。せん之素こう嚢は3製品のなかでもっとも古くから個人輸入等により使用され、00年9～12月にはこの製品による甲状腺障害が6例発生している。御芝堂減肥こう嚢が本格的に個人輸入され始めたのは01年夏頃からと考えられ、茶素減肥は01年1月から国内販売されている。

これらの製品に含まれていたN‐ニトロソフェンフルラミンの毒性や薬理活性については研究論文等がなく、この物質を肝障害の原因と特定することはできなかった。そこで、厚労省は動物実験を実施した。その結果、この物質は肝細胞性の障害だけでなく胆管系への障害も含む肝障害を引き起こすと考えられ、この物質が肝障害の原因物質

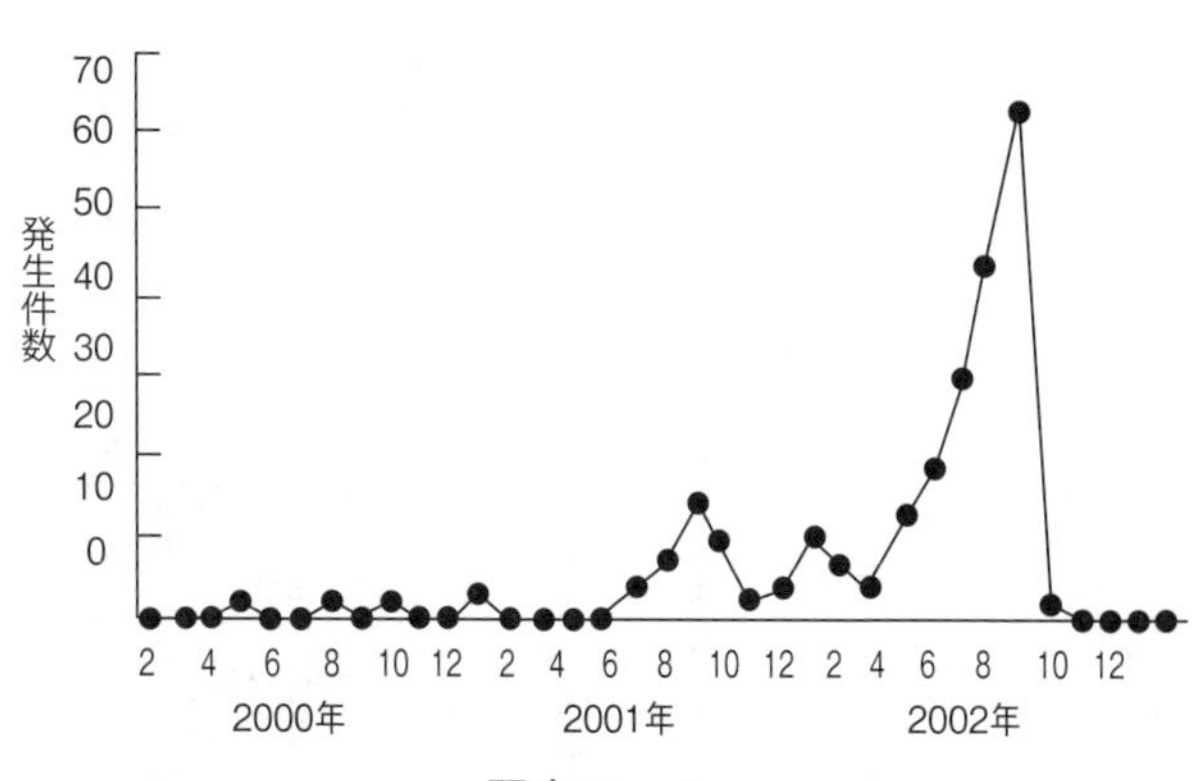

図表6－1
中国製ダイエット用健康食品による健康被害の発生状況

と判断された。肝障害の発生は、2002年8月にほぼ収束した。

この事件は健康食品に毒性が強い化学物質を混入したきわめて悪質な事件であり、個人輸入した健康食品の危険性が認識された事件でもある。

(2) アマメシバ事件

2003年に、アマメシバを原料にしたダイエット食品を約半年間摂取した女性3名が閉そく性細気管支炎で入院した。

アマメシバ（天芽芝）は中国雲南省南部、ベトナム、インド、インドネシア、フィリピンなどの東南アジア地域に生育する植物で、現地では野菜として食用にされている（写真6―1）。日本では沖縄で栽培されている。

台湾には1982年頃、野菜として輸入された。そしてダイエット効果があると宣伝されて大量に栽培されるようになった。ところが1994年から95年にかけて、アマメシバの摂取によると考えられる肺機能障害の症例が多数報告された。患者数は278人で、うち9人死亡、8人が肺移植手術を受けるという大きな事件だった。

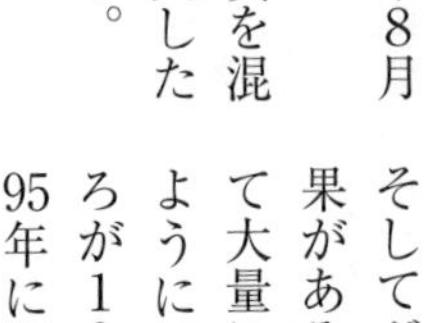

写真6－1
アマメシバ

被害発生の報告を受けて、厚生労働省は2003年9月にアマメシバの粉末・錠剤などの販売を禁止した。その後の全国調査で、アマメシバによる閉塞性細気管支炎を発症したのは女性8名で、3名が死亡し、1名が肺移植を受けていた。中国製ダイエット用健康食品事件に匹敵する重大な健康被害だった。

台湾におけるアマメシバの健康被害事例では、発症者はダイエットの目的で、毎日150グラム程度を摂取していた。この量は、マレーシア人が食品として摂取する量の7倍以上であり、粉末や錠剤に加工して大量に摂取したことが原因と考えられている。

その後も強壮剤系の健康食品にバイアグラが混入するなどの事件が続発した。厚労省によれば2004年から13年の10年間に360件の違反が発生しているが、幸いなことに死者が出るような健康被害にはなっていない。

(3) 急性毒性と慢性毒性

食品による健康被害は、急性毒性と慢性毒性に分けられる。急性毒性は、フグ毒やキノコ毒のように、摂取してすぐに毒性が現れるものをいう。だから、健康被害を起こした原因の推定が比較的簡単にできる。また、健康食品による急性毒性の例はない。

他方、中国製ダイエット用健康食品やアマメシバ製品による健康被害は、摂取してから被害が出るまでに長い時間がかかり、その間、症状は少しずつ悪化した。摂取している人は、まさか健康食品が原因とは思わないから、摂取を止めなかった。その結果、悪化して入院したり死亡する事態になっても、原因が健康食品とわからないことがある。アマメシバで2名の健康被害が出た後で全国調査を行い、8名の新たな被害者が見つかった。それまでは健康被害の原因がわからなかったのだが、アマメシバの摂取者に絞って調査を行い、その結果わかったのである。

このように、健康食品による慢性毒性の被害者を見つけることは簡単ではない。ほとんどの健康食品は長い食経験があるものなのでそれほど心配はないが、アマメシバのように、日本での食経験がない原材料を使った錠剤・カプセル形状のいわゆる健康食品には、原因となる化学物質が濃縮されているので注意が必要である。体調に変化を感じたら、原因が健康食品ではないかと疑い、摂取を止めて、医師や保健所と相談することが大事である。

食品衛生法の改正により、特定成分等を含む健康食品について健康被害情報の届出を義務化したことは後述する。

⑷ 消費生活相談データベース

全国の消費生活センターと国民生活センターに寄せられた健康食品による健康被害は消費生活相談データベース（ＰＩＯ－ＮＥＴ）に集められている。２０２２年8月27日現在、「健康食品の危害」として報告された件数は、19年３９３１件、20年３５３５件だったが、21年には１１３３件と半減し、22年は8月までに２０５件とさらに少なくなっている。減少の原因は明らかではないが、新型コロナで社会活動が低下したことと関係があると考えられる。最近の事例として以下のような例が紹介されている。

① 消化器障害に関する相談

・スマートフォンの広告を見て、定期購入の筋肉増強サプリメントを購入し、初めて飲んだところ直後から下痢を発症した。５回の購入が条件であるが、２回目以降の解約を申し出ると、あと４回の受け取りが条件と言われ応じてもらえない。

・定期購入でお試し価格のダイエットサプリメントを注文し1袋を飲んだところ、下痢が続き体調を崩した。解約保証期間を過ぎていたが、いつでも解約できると記載があったので解約を申し出ると、高額な解約料を請求された。

②皮膚障害に関する相談

・動画投稿サイトの広告を見て数百円の筋肉増強サプリメントを購入。飲むと発疹が出たので解約を申し出たところ、4回の定期購入が終了するまで解約できないと言われた。

③その他の症状

・インターネットで生酵素サプリメントを定期購入したが、喉がイガイガするなどアレルギー症状が出て飲めない。

・カキエキスなど亜鉛含有の健康食品を2種類服用していたら、めまいに悩まされるようになった。

④プエラリア・ミリフィカ

最近の例では、女性ホルモン作用があるプエラリア・ミリフィカを含むいわゆる健康食品による危害情報が、全国の消費生活センターなどに2012年度から17年4月までの5年間あまりで209件寄せられ、日本医師会が注意喚起を行っている。

プエラリア・ミリフィカはタイなどに分布するマメ科の多年生つる植物で、根には女性ホルモンと同様の働きをするエストロゲンを含み、豊胸、美肌、若返りなどの効果が期待できるといわれている。大豆に含まれるイソフラボンも植物性エストロゲンだが、プエラリア・ミリフィカは、大豆イソフラボン類より1000～1万倍強いエストロゲン活性をもつといわれる。そのため、女性ホルモンのバランスが乱れて生理不順や不正出血など月経に関する健康危害が出ている。プエラリア・ミリフィカの根はEUや韓国では食品として販売することが禁止されているが、日本では「医薬品と判断しない原材料」に区分されているため規制できず、多くのいわゆる健康食品が販売されている。

2 「錠剤・カプセル」問題

(1) なぜ禁止したのか

① 用量作用の法則

健康食品の有効成分が化学物質であることを認識していない消費者が多いが、健康食品の安全性は化学物質の安全性の一般原則と同じである。これを「用量作用の法則」と呼ぶ。わかりやすく言うと、どんな化学物質でも少量なら安全であり、多量なら危険という法則である。たとえば、食塩を一度に200グラム摂取すると死亡し、毎日20グラムを長期間摂取すると脳溢血や心筋梗塞のリスクが増大する。しかし、健康な男性は1日に7・5グラム、女性は6・5グラムを超えない量であれば、一生の間食べ続けても何のリスクもない。一方、摂取量が1日に1・5グラム以下になると低ナトリウム血症を起こして頭痛、倦怠感、吐き気、食欲不振、けいれん、意識障害などを引き起こす。このように、化学物質が健康被害を引き起こすかどうかは、摂取量が決めている。

だから、医薬品は1回の摂取量が決められ、それを超えないように注意される。健康食品もまったく同じだが、たくさん飲んだほうが効果は強いなどという誤解が広がっている。販売する側も「許容限度いっぱいの高濃度を含む」などという宣伝を行い、誤解を広げている。

② 錠剤・カプセル形状のリスク

健康食品には、飲料や食品の形である明らか食品形状と錠剤・カプセル形状があるが、明らか食品であれば過剰摂取になることは少なく、そこに含まれる化学物質を多量に摂取するリスクは小さい。これに比べて錠剤・カプセル形状の場合には成分を濃縮することが多く、多量摂取が可能でありリスクは大きい（図表6―2）。実際に多くの問題を起こしているのは、いわゆる健康食品の半分以上を占める錠剤・カプセル形状の製品である。

国民生活センターは2019年に「錠剤・カプセル状の健康食品の品質等に関する実態調査」を行っている。対象は「過去1年以内に錠剤またはカプセル状の健康食品を摂取している人」で、インターネットによるアンケートを実施している。

その結果を見ると、66％が栄養素の補給をうたう錠剤・カプセル状の健康食品を摂取し、病気の治療のために飲んでいると回答した人が20％いた。回答者の8％は、医薬品と健康食品との区別ができていないと考えられた。トクホや栄養機能食品、機能性表示食品などの制度については80％以上が知っていると回答したが、GMP（適正製造規範）を知っている人は27％しかいなかった。

国民生活センターは、錠剤・カ

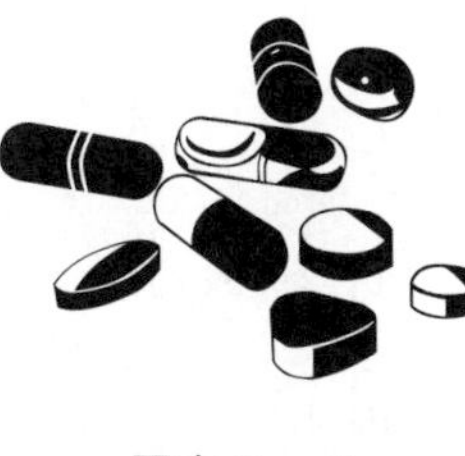

図表6―2
錠剤・カプセル形状の
健康食品

プセル形状の健康食品と医薬品の区別があいまいな人が8%、病気の治療のために飲んでいるという人が20%いたことに危機感を抱き、注意を呼びかけている。

③ 医薬品の範囲に関する基準

実は、以前は錠剤・カプセル形状の製品は医薬品に分類され、食品で使用することは禁じられていた。ところが2001年にこの規制が緩和されて、食品と明記すれば錠剤・カプセル形状でも食品と見なすことになった。これについて、厚生労働省「医薬品の範囲に関する基準」には次のように書かれている。

『3　医薬品的な形状の解釈

錠剤、丸剤、カプセル剤及びアンプル剤のような剤型は、一般に医薬品に用いられる剤型として認識されてきており、これらの剤型とする必要のあるものは、医薬品的性格を有するものが多く、また、その物の剤型のほかに、その容器又は被包の意匠及び形態が市販されている医薬品と同じ印象を与える場合も、通常人が当該製品を医薬品と認識する大きな要因となっていることから、原則として、医薬品的形状であった場合は、医薬品に該当するとの判断が行われてきた。

しかし、現在、成分によって、品質管理等の必要性が認められる場合には、医薬品的形状の錠剤、丸剤又はカプセル剤であっても、直ちに、医薬品に該当するとの判断が行われておらず、実態として、従来、医薬品的形状とされてきた形状の食品が消費されるようになってきていることから、「食品」である旨が明示されている場合、原則として、形状のみによって医薬品に該当するか否かの判断は行わないこととする。ただし、アンプル形状など通常の食品としては流通しない形状を用いることなどにより、消費者に医薬品と誤認させることを目的としていると考えられる場合は、医薬品と判断する必要がある。』

トクホ制度ができたのはこの規制緩和以前の１９９１年であり、錠剤・カプセル形状の製品はなく、すべて明らか食品だった。しかし、いわゆる健康食品のなかには禁止されているはずの錠剤・カプセル形状の製品が多く販売され、取り締まりが追いつかない状況だった。

(2) なぜ解禁されたのか

２００１年に錠剤・カプセル形状の食品に対する規制が緩和された。その理由は、この年に栄養機能食品が誕生したのだが、そのすべてがビタミンとミネラルの錠剤・カプセル形状だったためといわれている。背景には、米国からの圧力があった。国の市場開放問題苦情処理推進会議の１９９８年の報告書には次のように書かれている。

『栄養補助食品の規制の緩和及びその迅速な実施

○問題提起者：在日米国商工会議所、駐日米国大使館

○所管省庁：厚生省

○問題提起内容

平成8年3月26日のＯＴＯ（市場開放問題苦情処理）対策本部決定と、規制緩和推進計画で閣議決定された栄養補助食品の規制緩和について、自由化がほとんど進んでいない。以下の改善措置を講ずるべきである。

・栄養補助食品全般にわたる剤型の自由化を

促進すべきである。

・ハーブ、ミネラル等、通常海外で食品として流通・販売されているものが、医薬品として規制されることなく食品として流通・販売されるよう規制緩和を早急に推進すべきである。

○所管省庁における対処方針

・剤型の自由化については、ビタミンの形状規制の緩和を既に行っており、ミネラル及びハーブについても検討する。

・通常海外で食品として扱われている栄養補助食品の取扱については、平成9年3月にビタミンの規制緩和を行っており、ハーブは、平成9年度中に措置、ミネラルについては平成10年度中に措置を予定している。』

2000年の「いわゆる栄養補助食品の取扱に関する検討会」の報告に従って01年に栄養補助食品制度が発足し、同時に厚生労働省「医薬品の範囲に関する基準」が改訂されて、錠剤・カプセル形状の食品が認められた。

3 適正製造規範(GMP)

適正製造規範(GMP)はGood Manufacturing Practiceの略称である。これについて、厚労省は次のように述べている。

・GMPとは、品質の良い優れた製品を製造するために、原料の受け入れから最終製品の包装・出荷にいたる全工程について必要な要件をまとめたもの。

・製品の品質は最終製品の試験・検査だけでは保証できない。設計されたとおりの品質の良い製品を常に供給するためには、最終製品だけでなく、原料、包装および表示による資材、必要があれば製造の中間段階にあるものまで、定められた試験・検査方法による品質のチェックを行うシステムを構築し、定められたとおり正確に作業を行うことが必要。

2007年に厚労省は「健康食品」の安全性確保に関する検討会を設置し、08年に次のような報告を発表した。

『「健康食品」の安全性確保に関する検討会報告書（概要）平成20年7月4日

1．はじめに

消費者にとってより安全性の高い製品が供給されるために、原材料の安全性確保や製造工程の適切な管理、健康被害情報の収集・分析、消費者に対する情報提供・相談支援等について今後の方策を検討する。

2．製造段階における「健康食品」の安全性確保を図るための具体的な方策

成分の濃縮等の加工工程を経る錠剤、カプセル状等の食品については、原材料等の受入れから最終製品の包装・出荷に至るまでの全工程における製造管理・品質管理の体制の整備（GMP・適正製造管理）が重要である。

原材料の安全性及び製造工程管理による安全性の確保の実施状況について、第三者機関が確認する仕組み（第三者認証）を設けることにより、消費者がより安全性の高い製品を選択できるようになり、製造事業者において安全性向上への取組が促されることも期待する。』

前述の国民生活センターのアンケート調査では、錠剤・カプセル形状の健康食品に対して、厳

格に製造され、品質が安定していると回答した人が74％いた。しかし、実態はそうではない。国民生活センターが検査を行った結果、100銘柄中42銘柄が、医薬品に定められた規定時間内に「崩壊」しない、すなわち消化管内で液状になって体内に吸収されない可能性があることがわかった。これでは摂取してもそのまま便に排出され、効果は期待できない可能性がある。また、機能性成分の量がわずかに少ない傾向がみられたという。これらの問題を解決するために必要な手段がGMPの実施であり、検討会はこれを求めていた。

検討会の報告に対応して、業界は2009年に「日本健康食品認証制度協議会」（JCAHF）を発足させて、指定認証機関である日本健康・栄養食品協会（JHNFA）と日本健康食品規格協会（JIHFS）が実施する各企業に対するGMP認証が、厚労省のガイドラインに沿って適切に行われていることをチェックしている。

4　健康食品の規制

(1) 食経験に基づく安全性

健康食品は食品であり、長期間にわたって食べ続けられた経験があれば安全性にはそれほど問題がないだろうという、食品一般に通ずる考え方がある。ただし、トクホだけは別で、内閣府食品安全委員会と厚労省薬事・食品衛生審議会が安全性と効果の審査を実施している。トクホは最初にできた保健機能食品であり、念には念を入れるという考え方で始まったのだが、大部分が明らか食品であるトクホだけ特別に厳しくする理由があるのかは疑問である。

栄養機能食品はビタミン、ミネラル、n-3系脂肪酸のみであり安全性は十分研究されている。規格に合致していることを販売企業自身が確認するだけで、国の審査はない。

機能性表示食品も必要な手続きは届出だけで国の審査はない。届出書類に記載されているのは、原料の入荷から製品の出荷までの過程において、製品が安全で一定の品質を保たれるように定められたGMPを採用しているか、安全性試験を実施しているか、あるいは十分長期の食経験があるかなどだ。

制度発足以来問題になったのは食経験で、健康食品としての販売年数が「食経験」と言えるのか、1、2年で十分長期の食経験と言えるのかなどである。これについて、機能性表示食品に関する質疑応答集では、臨床試験、食品安全委員会の食品健康影響評価書、医薬基盤・健康・栄養研究所の素材情報データベースに掲載されている情報などで確認することを求めている。

機能性成分が食品由来であり、その量が食品に含有されるよりけた違いに多くないかぎり、安全性をそれほど懸念する必要はないと考えられ、実際にこれまでに健康被害が出た例はない。

問題はいわゆる健康食品である。機能性表示食品と同様に機能性成分が食品由来であり、量が適切であれば懸念は小さい。しかし、アマメシバやプエラリア・ミリフィカのように食経験が少ない成分を含有するものについては、効果も安全性も不明なものがあるので注意が必要である。

(2) いわゆる健康食品の規制

こうしてみると、健康食品の中で安全性と効果に問題があるのは、錠剤・カプセル形状のいわゆる健康食品である。しかし、これは食品として販売されているので、規制が困難である。また、トクホや機能性表示食品は表示できる範囲が厳しく規制されているが、いわゆる健康食品は規制に抵触しないかぎりは自由にイメージを売りにすることが可能である。そのようなイメージ戦略の方が訴求力はあり、売れ行きがいいので、あえていわゆる健康食品として販売するという問題もある。

安全性の問題に対処するために、２０２０年に食品衛生法の改正が行われ、第8条が新設された。この条文で、「食品衛生上の危害の発生を防止する見地から特別の注意を必要とする成分又は物であって、厚生労働大臣が薬事・食品衛生審議会の意見を聴いて指定したものを「指定成分等」と定め、これを含有する食品が「指定成分等含有食品」と定められた。

それまでの食品衛生法には、健康食品による被害情報の収集が制度化されていなかった。そのため、製造管理が適切でなく含有量が均一でなかったり、摂取目安量が科学的根拠に基づいていないこと等から、特定の成分を含む健康食品との関係が疑われる健康被害が報告されても、法的措置を講じるための十分な情報を収集することが困難だった。このような問題に対処するための改正であり、その結果、適正な製造・品質管理や事業者からの被害情報届出を義務化するなど、必要な措置を講じることができるようになった。

(3) とくに注意すべき成分

そして、食品衛生法第8条第1項に規定する食品衛生上の危害の発生を防止する見地から特別の注意を必要とする成分または物として、次の４つが指定された。

① **コレウス・フォルスコリー**

コレウス・フォルスコリーには脂肪を分解する成分が含まれ、肥満の男性が摂取すると体脂肪量が低下したが、体重や筋肉量は変わらないという報告がある。この成分が含まれるいわゆる健康食品により、おう吐や下痢、軟便などが多く報告され、ショック症状で救急はん送された事例もある。

② **ドオウレン**

ドオウレンにはアルカロイドという成分が含まれ、これを含むいわゆる健康食品は「痛みに効く」「体内の毒素を出す」などの宣伝を行っている。海外では、ドオウレンの入った商品を摂取することでおう吐や食欲不振、皮膚症状、肝機能障害を生じた事例が多く報告されている。アルカロイドは体調不良や肝機能障害を起こす可能性があるので、これが原因と考えられている。

③ **プエラリア・ミリフィカ**

前述の通りである。

④ **ブラックコホシュ**

ブラックコホシュは顔面紅潮や更年期障害の症状の緩和を宣伝していわゆる健康食品として販売されているが、科学的根拠は明確ではない。胃の症状、頭痛、発疹、疲労感などの軽い副作用が報告されている（写真６―２）。

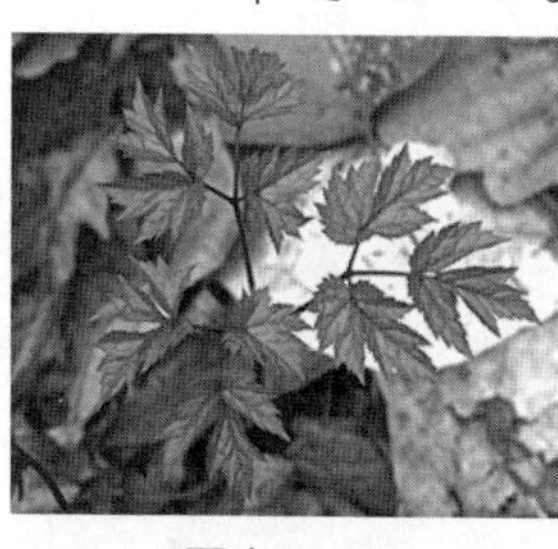

写真６－２
ブラックコホシュ

(4) 健康食品は悪か

明治政府以来、現在にいたるまで、国は健康食品に厳しい姿勢をとり続けてきた。理由は、いわゆる健康食品による健康被害と経済的被害が後を絶たないからである。トクホと機能性表示食品制度の創設により、いわゆる健康食品を減らそうとする努力は功を奏していない。その原因は、いわゆる健康食品で収益を上げようとする企業の問題とともに、消費者教育の不足により、健康食品に対する消費者の知識が不足していることも指摘せざるを得ない。

まとめとして、すべての健康食品に問題があるわけではない。「がんに効果がある」などのインチキ広告で病人をだますいわゆる健康食品、実際に健康被害を起こした輸入やせ薬、規制の対象になったプエラリア・ミリフィカなどの問題が起こっている。しかし、少数の不正があるのはどの業界も同じで、これは厳しく取り締まればいい。99%の事業者はまじめなビジネスを展開している。大きな問題を起こしているのは、錠剤・カプセル形状のいわゆる健康食品であり、トクホなど国が関与する健康食品にはほとんど問題がない。そこを区別せず、すべての健康食品に問題があるともとれる行政や医師会の対応には疑問を感じざるを得ない。その原因は健康食品が法律で認められた存在ではないためである。

5 フードファディズム

(1) 体に悪い食品・良い食品

ファディズムとは一時的な流行を追いかけることであり、フードファディズムは食品や栄養が健康維持と病気治癒に与える影響を過大に信じることである。ウェブサイトには「この食品を食べると健康になる」「この食品は体に悪い」などという情報が氾濫し、これをそのまま信じてしまう人が多いことがフードファディズムを生むのだが、そのような風潮については高橋久仁子著『「食べもの神話」の落とし穴・巷にはびこるフードファディズム』に詳しい。

体に悪い食品として誤解されている例として、よく知られているのが食品添加物、残留農薬、そして遺伝子組換え作物だ。食品添加物と農薬は化学物質であり、多量を摂取すると毒性が現れるが、微量であれば一生の間毎日摂取しても健康被害はないという用量作用関係がある。この原理を利用して食品添加物も残留農薬も規制が行われ、現実に健康被害は出ていない。

しかし、一部の食品評論家が危険論を振りまき、それを信じている人が多い。そのような評論家が使う論理は、多量の化学物質による健康被害が規制値以下の微量でも起こるような誤解を振りまくこと、各国の規制値のわずかな違いが健康被害に結びつくような誤解を振りまくことである。そのような明らかな虚偽が信じられる背景は、規制の仕組みが複雑で理解しにくいことだ。

化学物質の規制は、一日摂取許容量の設定から始まる。これは一生の間毎日摂取しても健康被害のない量である。農業であれば、多くの作物に使用される。そこでそれらのすべての作物を摂取しても一日摂取許容量を超えないように、作物ごとの使用量を決める。ということは、作物ごとの規制値は一日摂取許容量の内訳であり、その作物をどの程度の量食べるのかは国ごとに違うため、規制値にも国ごとの違いが出る。大事な値は一日摂取許容量であって、作物ごとの規制値ではない。そんな仕組みを理解することは簡単ではなく、だから評論家の危険論に騙されてしまうのだ。

逆に「健康にいい」代表が健康食品だ。『良い脂質が脳梗塞を予防する・頭を良くするDHA・ゴマは不老長寿の薬・抗酸化物質は栄養万能薬・食べ物でがんを予防する・ボケを防ぎ血圧を下げる食肉』これは藤巻正生 著『機能性食品と健康―食品は進化する―』(1999)の章立ての一部だ。その内容を見ると、もちろん、そのような効果につながる可能性があることは実験的に証明されている。しかし、本当に病気の予防になるのかは、ヒトで臨床試験をしなければわからない。

保健機能食品の誕生につながった文部省特定研究を行った藤巻教授の意気込みがよくわかる章立てではあるが、それにしてもDHAを食べれば頭が良くなるとか、ゴマを食べると不老長寿になるなどの表題は行き過ぎであり、「これさえ食べれば病気にならない」などのフードファディズムを煽(あお)ると批判されかねないことは残念である。

フードファディズムの風潮に対して、2005年の厚生労働省医薬食品局長通知『「健康食品」に係る制度の見直しについて』では、過度に健康食品に期待し、健康食品の摂取を偏重する傾向を是正し、バランスのとれた食生活の普及啓発を図るためとして、保健機能食品に「食生活は、主食、主菜、副菜を基本に、食事のバランスを。」と表示することを義務づけた。その通りではあるが、この文言の表示を義務づけたことにどれだけの効果があるのか、はなはだ心もとない。

(2) 健康食品の目的

そもそも多くの消費者が健康食品を愛用するのは、食生活のバランスを補うことが目的なのだろうか。もちろんそれはあるだろう。そのような目的で使用されるのがビタミンやミネラル、あるいは食物繊維製品だろう。しかし、それはほんの一部で、多くの保健機能食品の表示を見ると肥満、血圧、整腸、血糖値、睡眠、ストレス、疲労、視覚、認知機能、肌、筋骨格、免疫などである。要するに、食事バランスの問題ではなく病気の予防、治療の目的ということになる。厚労省は保健機能食品をあくまで食事バランス改善のための補助食品と見なしているが、消費者が健康食品に期待することと大きくかけ離れていることがわかる。

健康食品の目的が食事バランスの改善であればフードファディズムの出番はない。しかし、健康の維持や病気の治療になるとフードファディズムの独壇場(どくだんじょう)になる。テレビやウェブサイトの宣伝広告を見ると、これさえ飲めば若さを保ち、健康を保ち、不老長寿が夢ではないような文言が並んでいる。これがまた薬機法違反や景表法の優良誤認に当たるとして取り締まりの対象になる。

この問題の根は深い。宣伝広告は事実を述べるだけでは不足で、夢や希望や物語が必要である。そして消費者が健康食品に夢と希望をもつことで、その心因作用は大きくなる。一方、規制する側は食品表示法や薬機法や景表法に違反しないか、事実なのか、消費者に誤解を与えないかが取り締まりの基準になる。両者の明確な合意点は存在しない。

第7章

健康食品の歴史

1 医療の誕生

(1) 心の治療

健康食品の歴史として人類誕生から始まる話をする理由は、歴史のなかに「健康食品とはなにか」という重要な疑問の答えが隠されているからである。この世に誕生したときから現在まで、人類は病気とけがに悩まされてきた。近代的な医療が誕生し、医学教育を受けた医師が誕生し、科学的根拠がある医薬品ができたのは、ごく最近のことだ。それ以前の時代にも人々は何らかの治療をしていたはずである。アマゾンやインドネシアの密林地帯で現在も原始時代と同様の暮らしを続ける人たちから、その実態を推測することができる。それは心の治療であり、それを行う人は魔術師や呪術師だったのだ。彼らが治療に使った薬が健康食品のルーツである。

文明が開化すると心の治療だけでなく、体の治療も行われるようになった。そして、伝統的な民間治療薬と、新たに誕生した医薬品がともに使用されてきた。ところが、科学技術が発達して近代的な医療が発達するなかで、心の治療が忘れられて体の治療全盛時代になった。そして、伝統的な民間治療薬は非科学的として排除された。

しかし、ごく最近になって心の治療の重要性が再認識され、臨床現場に取り入れられてきた。多くの人が医薬品だけでなく健康食品に期待している。健康食品の体の治療効果は小さいが、心の治療効果は大きい。その両方の効果を多くの人が実感し、健康食品を愛用している。そのような歴史の話である。

⑵ ネアンデルタール人

約２００万年前にアフリカで生まれた人類の祖先はその後何種類もの人類に進化したが、われわれ現代人を除いてすべて絶滅した。そのような祖先の一つが40万年前にアフリカを出て北に進出したネアンデルタール人である。彼らはヨーロッパ全域から中央アジアまでの広い地域で暮らしていたのだが、２万数千年前に絶滅してしまった。

ネアンデルタール人は火を利用し石器を使う、現代人に近い人類だった。イラクのシャニダールの洞くつで発掘されたネアンデルタール人の墓から、少なくとも８種類の花の花粉が見つかっている。これは、遺体に花を添えて別れを惜しむという、きわめて人間的な行動の証拠と考えられている。

やはりアフリカで生まれた現代人の祖先は、７万年前にネアンデルタール人の後を追うようにアフリカを出て、北に向かった。そして、中東地域で暮らしていたネアンデルタール人と出会った。現代人はその後、アジアに広がり、ベーリング海峡を越えてアメリカ大陸にまで達した。ところで、中東地域で２つの人類が出会ったとき、何が起こったのだろうか。

２０１５年にドイツの研究所がネアンデルタール人の遺伝子を解読することに成功した。その結果、アフリカ以外の人類のすべてがネアンデルタール人の遺伝子を約２％もっていることがわかった。現代人がアフリカを出て北に向かったとき、中東地域でネアンデルタール人に出会い、そこで混血児ができて、その子孫が世界に広がったのだ。ヨーロッパの人たちの白い皮膚、金髪や赤毛、青い目、インフルエンザウイルスへの免疫などは、ネアンデルタール人から受け継いだ可能性が高いという。欧米人に比べて東洋人は新型コロナウイルスに対する感受性が低いのだが、これにもネアンデルタール人の遺伝子が関係している可能性がある。ただし、これは初期の話で、その後の変異型に対する感受性は逆に高くなっている。

われわれの遺伝子には、2010年にシベリアで発見されたデニソア人の遺伝子も入っていることがわかった。とくに、太平洋の島々に住むメラネシア人はデニソア人の遺伝子を5％もっているという。デニソア人の詳細はわかっていないが、ネアンデルタール人とも現代人と交流し、互いに子どもを作る関係だったことは確かだ。

その後、ネアンデルタール人もデニソア人も絶滅して、現代人だけが生き残った。その理由は、現代人との争いに敗れたなどの説もあるが、現代人の方がずっと繁殖力が強かったためとも考えられている。

現代人は約1万年前まで狩猟採集生活を続けた。インドネシアやアマゾン地域で当時と同じような生活をしている人たちを見ると、20～30人の集団を作り、女は食用になる植物を採集し、男は狩猟と戦いを担当し、2、3カ月ごとに新たな食料を求めて移動している。

それだけの人間を養う食料を得るには、広大な土地が必要だ。だから、隣接する土地で暮らす集団は縄張り争いを繰り返していた。狩猟採集時代のわれわれの祖先の骨を調べると、武器による傷がついた骨が多く見つかる。それほど争いが激しかったのだ。また、妊産婦の死亡率も高く、出産は命がけだった。こうして誕生した乳幼児の半分以上が肺炎や感染症で死亡し、ゼロ歳児の平均余命は20歳台だった。医療がなく、医師もいない時代に、私たちの祖先は病気やけがにどのように対処していたのだろうか。この問題を考えるために、病気やけがを回復の程度で分類してみよう。

(3) 治る病気と治らない病気

① 狩猟採集時代の病気

風邪、頭痛、腹痛、骨折、打ち身、切り傷など、私たちが経験する病気やけがは多い。しかし、それらのほとんどは、しばらく休養すれば比較的簡単に治る。それは、私たちがもつ免疫の働きで病原体を殺し、自然治癒力により不調を正常に戻すホメオスタシス（恒常性機能）の働きのためである。だから、これらの病気に薬は必要がない。国民皆保険制度の日本では医療費の自己負担が少なく、簡単な病気でも病院に行く。それが病院の混雑、医師不足、病床不足、過剰診療、医療費高騰、そして医療崩壊を招くのだが、これについては後で述べる。

反対に、治らない病気について考える。天然痘、コレラ、マラリアなどの感染症、事故や争いによる大けがや大量出血、乳幼児の肺炎や妊産婦の分娩ショックなどは、免疫と自然治癒の範囲を超えることが多く、その場合には死に至る。医療や医薬品がない時代には、これらの病気にかかると、運を天に任せるしかなかった。

狩猟採集時代の病気は、治る病気と治らない病気の2つしかなかったのだが、ごく最近になって、治らない病気の一部が治療すれば治る病気に変わった。抗生物質やワクチンなどの医薬品が開発されたためである。しかし、現在でも再生不良性貧血、全身性エリテマトーデスなど多くの病気が治らない病気として難病に指定されている。そもそも加齢による死亡の治療法はない。

このように病気は、養生して治る病気と命を失うかもしれない病気の2つに分けられる。私たちの祖先は病気をどのように治療したのだろうか。

② 祖先が行った治療

最近の介護現場で注目されているのは、患者の体に触れる「タッチング」と呼ばれる治療法だ。患者の手や肩、背中、痛みのある部位などにやさしく手を当てる、さする、揉むなどをする。これだけで慰め、不安や恐怖の軽減、痛みの軽減、ストレスの緩和、そして認知症の改善まで、さまざまな効果が観察されている。これもまた心理効果の利用なのだが、ルーツは何と動物の世界にある。

動物はグルーミングと呼ばれる毛づくろいをする（写真7―1）。その目的は寄生虫を取り除いたり、汚れをとったりすることの他に、お互いの緊張感をなくし、群れの一体感を強化するといわれる。

生理学の研究から、グルーミングが脳内でβ-エンドルフィンを増やすことがわかった。この物質はストレスを緩和し、精神を安定させ、痛みを緩和する役割をもつ。動物はグルーミングで病気やけがの苦痛や不安を癒している。タッチングが治療効果を示すのは動物のグルーミングと同じだったのだ。言語を手に入れた人間は、これに加えて言葉による癒やしや励ましを行った。そして、これが人間の祖先が行っていた治療法と考えられる。

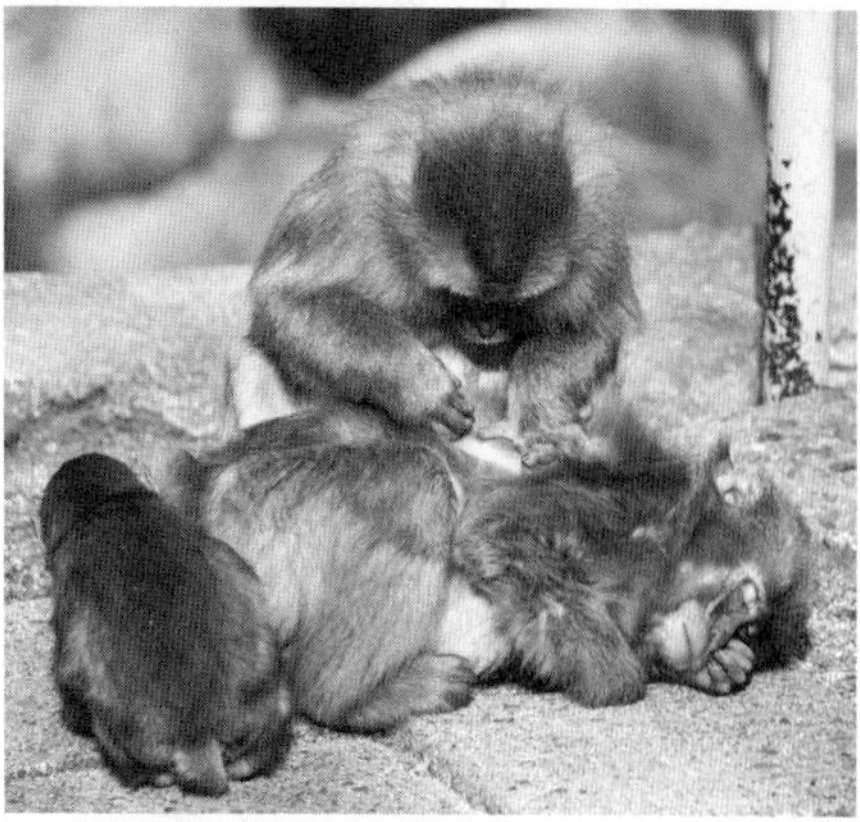

(4) 悪霊と祟り

① 魔術師や呪術師の役割

もちろん治療法はそれだけではない。私たちの祖先の治療法は、アマゾンやインドネシアで暮らす狩猟採集民族の生活から類推できる。彼らの基本的な考え方は、病気やけがは悪霊や祟りなどの邪悪な存在がもたらす災害であり、邪悪なものを追い払うことで災害を避けて、重い病気やけがは治るというものだ。そこで登場するのが魔術師や呪術師である。

写真7－1　動物のグルーミング

彼らの役割は、悪霊を取り除くための儀式を行い、薬草を与えることで、患者の恐怖や不安をなくして回復の期待をもたせる、あるいは心静かに死なせることだった。だれもが本能的にもつ死への強い恐怖を和らげるために、現世よりずっと幸せな死後の世界を作り出した。

魔術師や呪術師は病気やけがだけでなく、集団間の争いや自然災害や食料不足など、あらゆる災害をもたらす邪悪なものを追い払う重要な役割を果たした。だから、彼らは部族のなかで高い地位を得ていた。邪馬台国の女王卑弥呼も魔術師・呪術師だったと考えられている。

② 医師のルーツ

英語のMedicineには医療という意味のほかに、魔法やまじないという意味がある。Medicine manは医者ではなく魔術師、呪術師という意味で、彼らこそが医師のルーツだったのだ。魔術や呪術で病気やけがを治すことは不可能だと思う人も多いだろう。しかし、当時の人々が魔術師や呪術師を敬い信じたのは、実際に治療効果があったからだ。現在も、世界中で宗教家や占い師の形で魔術師や呪術師が活躍し、多くの人が彼らを信じ、健康の維持と病気の治癒を彼らに頼っている。それでは、彼らが与えてくれる治療効果とは何だろうか。

それは、「お祓いをしたのだから、悪いことは起こらない」という安心感だ。同じ目的で私たちは神社仏閣に行く。ほとんどの病気やけがは自然治癒するのだが、病人は症状が悪化するのではないかという不安に陥る。魔術師、呪術師はそのような不安を取り除いてくれる。治らない病気やけがの場合にも、彼らの行う儀式によって患者は心の癒しを得る。すると苦痛が軽減し、死の恐怖が和らぐ。だからこそ人々は彼らを必要としたのだ。このように、医療の始まりは魔術師や呪術師であり、彼らが与えてくれたのは心の癒しによる不安の軽減であり、それが身体の苦痛を軽減した。「信じるものは救われる」という言葉には根拠があるのだ。

(5) 薬の発見

①「クスリ」の語源

そんな時代の人たちが長い経験のなかで、ある種の草根木皮に鎮痛や治療効果があることを見つけた。これが医薬品の始まりである。しかし、その有効成分を分析し、医薬品ができたのはほんの百数十年前のことであり、それまでは草根木皮もまた魔術師や呪術師が使う心の癒しのための道具だった。ちなみに、「クスリ」の語源は、不思議な、あるいは神秘的な力を発揮するという意味の「奇(く)すしきもの」、あるいは「草煎(くさいり)」(草を煎じたもの)であり、「薬」という字は「草を使って治療をする」という意味だ。

② 柳の葉の効用

歴史に残るもっとも古い薬が柳の葉だ。三重県観光連盟のウェブサイトにこんな話が紹介されている。仁安2(1167)年、後白河法皇が頭痛で再々苦しまれて祈願したところ、薬師如来が現れて「熊野川のほとりの柳の大樹で都に大伽藍を建立し、かつわが像を彫刻して奉れば、頭痛たちどころに癒えよう」とお告げがあった。そこで、柳の大木を棟木として三十三間堂を建立し像を奉ったところ法皇の頭痛が平癒した。

柳の葉や樹皮に鎮痛作用があることは古代ギリシャの医師であるヒポクラテスが書き残しているが、さらにその昔のエジプト人もシュメール人も、柳の皮を鎮痛剤として使っていた。これが中国を経由して日本に伝わったのだろう。爪楊枝の材料に柳を使う理由も、歯痛を抑えるためと考えられている。

この話には続きがある。1826年になって柳の樹皮から鎮痛成分が抽出された。柳のラテン語名サリックスからサリチル酸と命名され、53年に化学合成により大量に生産できるようになり、解熱鎮痛薬として使用された。サリチル酸には胃腸障害を起こす副作用があったが、97年にバイエル社のホフマンが副作用の少ないアセチルサリチル酸を合成して、「アスピリン」という名称で発売された。そして、世界でもっとも多く使われる鎮痛薬になった。

アスピリンほど有名ではないが、昔から使われていた薬草からできた薬は漢方薬をはじめとして数多くあり、私自身も毎日漢方薬を飲み、効果を実感している。長い歴史のなかで経験を積んで選び出した薬草には、心因作用だけでなく物質作用もあったのである。

(6) 感染症

① 狩猟採集生活から農耕生活へ

病気の種類は、歴史のある時点で大きく変わった。それは約1万年前の農業の誕生だ。狩猟採集生活から農耕生活に移った理由は、狩猟採集生活では十分な食料を得られなかったため、気候変動によって狩猟採集生活が困難になったため、人口が増加して狩猟採集生活では人々を養えなくなったためなどと考えられている。

農業を始めると、食料を計画的に生産して貯蔵することで、年間を通じて十分な食料を得られるようになった。他方、農業は過酷な労働であり、多くの労働力を必要とした。その結果、家族単位で暮らしていた狩猟採集時代とは比較にならない大きな集団が生まれ、チグリス・ユーフラテス川流域、黄河流域やナイル川流域など農耕に適した平地に定住するようになった。

大きな集団の中で職人や商人などの仕事の分業が生まれ、農耕や建築のための道具の開発など、技術の進歩が起こった。作物の管理や分配のための計算法、農作業の日程を知るための天文学、農地管理のための測量などが生まれた。さらに、集落の中で階級が生まれ、複雑な社会に発展し、法律が作られ、国家が生まれた。

このような変化の結果、農耕時代に入ると、狩猟採集時代のような小さな集団の激しい争いは少なくなり、スティーブン・ピンカー著『暴力の人類史』によれば、暴力による死者の数は5分の1に減少したという。

② 新たな病気の発生

多種類の食料を少しずつ食べていた狩猟採集時代と違って、農業はコメ、麦、トウモロコシなど少数の種類の穀物を多量に生産する。その結果、食料の大部分が炭水化物になり、栄養の偏り、ビタミンやミネラルの不足、虫歯や糖尿病が起こった。また、天候不順や病害虫の発生による穀物の不作は大規模な飢餓をもたらした。狩猟採集時代と農耕時代の祖先の骨格を比較すると、農耕時代には体が小さくなっている。それは栄養の偏りと、社会に階級ができた結果、食料の配分を十分に受けられない人が多かったためと考えられる。

集団生活の大きな欠点は、生活ごみや排せつ物の蓄積による生活環境の悪化、ネズミやノミ、ダニなどの病害虫の発生、多数の人が集まったことによる感染症の蔓延、そして対人関係の大きなストレスである。こうして人間は新たな病気に苦しむことになった。

さらに、野生動物を家畜として飼育するようになり、彼らと生活を共にするなかで、野生動物の病気に感染した。はしか、インフルエンザ、ペスト、チブス、天然痘など、家畜由来の感染症の種類は50種以上に及ぶ。集団生活をしていたため、感染症は瞬く間に集落全体に広がり、多くの犠牲者を出した。さらに、腸管出血性大腸菌、サルモネラ、カンピロバクターなど、ほとんどの食中毒菌は家畜の腸に住む細菌である。新しい生活環境が治療の難しい新しい病気をもたらしている。

文字の記録が残るようになった時代を「歴史時代」と呼び、この時代以後は医療について多くの記述が残っている。たとえば、2000年以上前に中国で書かれた『黄帝内経』や、その後に書かれた『神農本草経』には、薬による治療と、針、きゅう、あん摩による治療についての記述がある。魔術や呪術は「心の癒し」といえ、これと並んで、「体の癒し」である経験的な医療が少しずつ発達してきた。

日本では『古事記』や『日本書紀』には疫病が繰り返して発生し、地位の高低にかかわらず多くの人が亡くなったことが記されている。中国から伝えられた医療はもちろん、感染症の予防や治療には効果がなかった。当時は疫病の原因を仏教の受け入れや、天皇の失政、祟りや怨霊などの災いのためと考えていたが、実際は大陸との人の交流があるたびに、疫病が繰り返し侵入していた。

(7) 医師の誕生

1300年前につくられた大宝律令の中の医疾令は、当時の医療について定めている。中国の制度に倣った医療体系で、大療（内科）、創腫（外科）、少小（小児科）、耳目口歯（耳鼻咽喉科・眼科・歯科）、針生（針灸治療師）、按摩生（マッサージ治療師）、薬園生（薬草の使用、栽培）、女医（産婦人科）の教育について定められている。13～16才の医師の子弟を選び、課目によって4年から7年の教育を行った。毎年厳しい試験を行い、9年で卒業できない者は退学させたという。

これだけ見ると、現在の医学教育と大差がないようにも見えるが、もう一つ、現在とはまったく違う医療の領域があった。それが道教に由来する「道術」を使って、邪気を払うことで病気の予防と治療を行う役割の呪禁生（じゅごんのしょう）で、修業期間は3年だった。そしてこれらの教育を受けた医師が体の治療とともに心の治療を行っていた。といっても、効果的な体の治療があるわけではなく、その大部分が心の治療だった。薬草を取り扱う薬園生はいたのだが、治療効果がある薬草は少なかった。さらにこの制度は貴族や役人のためのものであり、庶民の治療ではなかった。

呪禁生は、その後、中国古代の陰陽五行思想に基づく陰陽師に役割を受け継がれた。平安時代の安倍晴明が陰陽師として天皇の命を救い、雨を降らせたことが記録されている。大宝律令には「春の花が飛び散る時期には疫病が流行るので、これを鎮めるために祭りを行う」という記述もあり、疫病を自然現象と考え、神に祈ることで止めることができると考えていたことがよくわかる。

(8) 免 疫

① HIVに対する免疫

免疫は体内に侵入した細菌やウイルス、寄生虫などの病原体を攻撃して無毒化する。免疫が働いているかぎり病原体により発病する確率は低く、発病しても治癒する。しかし、乳幼児や高齢者、体調不良の人は免疫が弱いので発病しやすく治りにくい。寒冷地で体温が低下した場合にも免疫が低下する。すると、病原体が侵入して活動を始め、風邪などを発症する。発熱は免疫を活性化する防衛手段である。こうして人間は多くの病気に対して免疫をもつことで生き長らえてきた。

私たちの免疫は親からもらったもので、その種類は限られている。たとえば、新型コロナウイルスに対する免疫をもつ人はいない。だから短期間で世界中に広がり、最悪の場合、全員が感染する。エイズウイルスＨＩＶに対する免疫をもつ人はいないと考えられていたが、北欧の一部の人は免疫をもつことがわかった。２０１８年に中国で、ゲノム編集技術を使って卵子の遺伝子を改変し、ＨＩＶに対する免疫をもたせた双子を世界で初めて誕生させたことが報道され、倫理上の問題として大きな騒ぎになった。人間があらゆる病原体に対して免疫をもつようになれば、病気で苦しむ人を減らすことになるが、その遺伝子操作が何かの異常を引き起こすことが懸念される。

② 人間とウイルスの戦い

人類の歴史の中で、免疫をもたない病原体に襲われる事態は何度も繰り返した。日本の歴史を見ると、大陸との交流が拡大したときにそれが起こった。弥生時代に日本に稲作が伝来し、同時に、それまではなかった結核も入ってきた。また、約１５００年前に仏教が伝来したのだが、同時に天然痘など多くの病気が入ってきた。当時の日本に牛や馬などの家畜はなく、だから大陸の人のように家畜由来の感染症に対する免疫がなかったため、多くの死者が出たことが書き残されている。

海外では1492年にコロンブスがアメリカ大陸を発見した。そして、ヨーロッパから移住が行われ、原住民は移住者との争いでその数を減らしたといわれるが、実は大部分の死亡原因は、移住者がヨーロッパから持ち込んだ天然痘、麻疹などの感染症だった。アメリカ大陸も日本と同様に牛や馬などの家畜はなく、ヨーロッパとの交流がほとんどなかったため、限られた病原体に対する免疫しかもっていなかった。そこにヨーロッパ人が新たな病原体とともに現れたため、原住民約1000万人の95%が感染症で死んだといわれる。これとは逆に、コロンブス一行はアメリカ大陸からヨーロッパに梅毒を持ち帰った。梅毒はそれから20年後には日本にまで広がっている。

最近の例では、2020年に中国で始まった新型コロナウイルスは、日単位で世界に広がった。世界のどこかで新たな変異型が発生すると、瞬く間に世界に広がる。これを止めようと思えば国境を完全に封鎖するしかない。中国と北朝鮮はゼロコロナ政策を掲げてこれを実行しているが、密入国を含めて長い国境を完全に封鎖することはほとんど不可能である。両国とも感染者がいったんゼロになっても再び流行が起こり、ゼロコロナがいかに困難なことかを語っている。人間とウイルスの戦いは永遠に続くことになるのだろう。

2 近代の医学

(1) 江戸時代の医療

① 藪医者の語源

仏教の伝来は、日本の医療に大きな影響を与えた。538年に朝鮮半島の百済から日本に伝わった仏教は、天皇家の帰依によって日本全国に広まった。仏典には病気についての教えが多く含まれ、僧は病気平癒の祈祷や薬の知識を身につけて僧医となり、医療の中心になっていった。もちろん彼らのできたことの大部分は心の癒しである。

医疾令が定める医療は都の貴族と地方の豪族や役人のためのものだったが、仏教の広がりとともに全国に寺院が設置されると、僧侶が「僧医」として庶民のために加持祈祷(かじきとう)治療と民間療法を行った。このような状況は明治時代まで続いた。

江戸時代には「医者」がいたのだが、医師免許などはなく、自分で医者と称すれば、だれでも治療ができた。だから競争が激しく、評判が悪ければ「藪医者」と言われて廃業になったという。ちなみに、藪医者の語源は野巫医者で、怪しい呪術しかできない下手な医者ということだそうだ。長髪の町医者と剃髪をした僧医がおり、医者になるためには医学書を読まなくてはならず、医者は知識人でもあり、武士と同様に、苗字、帯刀を許されていた。医者の費用は高額で庶民が気軽に治療を頼めなかった。

② 庶民の治療

それでは、庶民はどんな治療法に頼ったのだろうか。現在もなお多くの民間療法が存在するが、そのなかでもっとも古い時代から世界各地で行われていた治療法はマッサージ(あん摩)である。そして、そのルーツはグルーミングと考えられる。次に古いのは鍼灸(しんきゅう)で、これは経穴(つぼ)と呼ばれる部位に刺激を加えることで身体の機能を変化させようとする方法で、古代中国で生まれた。これらは仏教とともに日本に伝来し、医疾令に取り入れられている。日本独自の民間治療としては、江戸時代に体系化された骨折、脱臼、捻挫(ねんざ)などの治療法である柔道整復術があり、「骨接ぎ」と呼ばれていた。このあんま、鍼灸、骨接ぎが江戸庶民の医療を担っていた。

これに加えて、庶民が健康を守る手段は、食事と、民間治療薬と、養生だった。当時の医療は、身体全体の調子を整えることで病気を治すという考え方で、日ごろから「養生する」ことが大事であり、病気は不養生のためと考えられた。また、中国で始まった「食薬同源」、すなわち、食事に薬と同じ作用があるという考え方も広まり、食事療法を教える『和歌食物本草』や、貝原益軒(えきけん)の『養生訓』などの書物は広く庶民にも読まれた。

江戸時代の庶民は、日が出たら起きて日が沈んだら寝るという生活を続け、現代人に多いストレスが原因の病気は少なかったと考えられる。だから、江戸時代の庶民は、重病になったとき以外は、医者の世話になることはなかった。そして、神社仏閣での加持祈祷もまた庶民の健康維持と病気平癒の重要な手段だったのだ。

(2) 西洋医療

① ワクチンの誕生

江戸時代は、西洋医療が日本に入ってきた時代でもあった。そのなかで、もっとも効果があったのが天然痘の治療である。天然痘はウイルスによる病気で、その祖先はラクダのウイルスといわれるが、変異してヒトだけが感染するようになった。患者は体中に発疹ができて化膿する。肺にも膿疱(のうほう)ができて呼吸困難になり、患者の半数が死亡する。治癒すると免疫ができて二度と感染しないが、体表に多数の瘢痕(はんこん)が残る。古くから知られている病気で、紀元前1100年代のエジプト王であるラムセス5世のミイラには天然痘の痘痕が認められた。日本には仏教とともに侵入して、たびたび流行を繰り返し、恐れられていた。

この天然痘を治療する手段がワクチンだ。1796年に英国の医師ジェンナーが牛の病気である牛痘の膿を子どもに接種したところ、天然痘を予防することを見つけた。この種痘が世界中に広がり、日本にも1849年輸入された。明治政府は幼児への種痘を義務化し、多くの人が免疫を獲得した結果、1955年に日本で、84年に世界で天然痘は絶滅した。江戸時代の人にとって種痘は魔法のような方法であり、西洋医療へのあこがれが一気に広がった。

しかし、人々が種痘をすぐに受け入れたわけではない。ヨーロッパでは種痘をすると牛になるなどのうわさ話が広がり、反対が広がった。日本でも同じうわさが広まり、種痘をするために村を訪れた医者を村人たちが殺す事件まで起こった。西洋医療に反感をもつ漢方医がうわさを広げたという話もある。歴史上初めてのワクチンが、歴史上最初のワクチン反対運動を引き起こし、それが現在のコロナワクチン反対運動にまで続いているのだ。

医薬品は病人が摂取し、すぐに効果がわかる。だからだれもが受け入れる。ワクチンは健康な人が接種するので、その後感染がなくても、それがワクチンのおかげなのか、ワクチンなしでも感染しなかったのか、確かめようがない。ところが、副反応だけは確実に出る。そして副反応が反対運動を引き起こす。しかも、副反応の多くはノセボ効果である。このような仕組みを「ワクチンの悲劇」と呼んでいる。

②天然痘が根絶できた理由

話は戻って、天然痘を絶滅することができたのは3つの幸運が重なったためだ。第一は、感染すると必ず発症するので、感染者を見逃すことがない。第二は、免疫が一生続く。第三は、人間しか感染しない。新型コロナの場合は感染者の大部分が無症状か軽症で、感染者を見逃す。さらに、免疫は数カ月しか続かないので、何度でも繰り返して感染する。そして、動物も新型コロナに感染し、人間と動物が互いに感染し合うので、両方同時に根絶しないと問題は解決しない。そのような事情で、新型コロナを根絶することは難しい。

こうして天然痘ウイルスは人類が根絶に成功した最初の病原体になった。このウイルスはもう自然界には存在しない。しかし、米国疾病予防管理センターとロシア国立ウイルス学生物工学研究センターには保存されているという。現在の人間は誰も免疫をもっていないので、もしウイルスが外界に出ると、新型コロナとはけた違いの大惨事が起こる。保管は厳重に行われていると信じたい。

③日本への影響

江戸時代の医者に衝撃を与えたのが、オランダの解剖学の教科書『ターヘル・アナトミア』だった。人体の内部を知ることは、医者としての常識だけでなく、病気の原因や治療法を知る上でも重要なのだが、日本には解剖学という学問がなかった。また、江戸幕府は人体の解剖を禁止していたため、医者は中国の書物などで体内の様子を学ぶだけだった。1771年に幕府の許可を受けた杉田玄白らが、罪人の処刑場だった小塚原（荒川区南千住）で腑分け（解剖）を行った。そして、ターヘル・アナトミアが正確であることに驚き、苦労してこれを翻訳し、1774年に『解体新書』を出版した。それ以来、蘭学、すなわち西洋医学を学ぶ医者が多くなったという。

幕府が腑分けを禁止していた理由は、処刑場の作業員が死刑囚の遺体から臓器を取り出して、薬として売買することを阻止するためという。現在でも熊の胆、オットセイの睾丸、鹿の角、マムシ、タツノオトシゴ、ヤモリなど、多くの動物の組織が生薬として使われているが、当時はヒトの組織はもっと効果があると信じられ、高値で取引されたという。不老長寿を願う人間の欲望は際限がないといえよう。

(3) 太政官布告

① 医師の免許制

1867（明治元）年、会津で白虎隊が全滅したころ、明治政府は医療の近代化を目指して、「太政官布告」を発した。そこには次のように書いてある。

> 医師は人の生命にかかわる大事な職業であるにもかかわらず、学問も技術もない素人が医師と称し、人命を奪うことまであるのは見過ごすことができない。そこで医学所を作り、学業と技術の教育を行う。そして免許を得た者でなければ医業を行う事が許されなくなる。

それまでは医師免許はなく、誰でも自由に医者と称することができた。多くが漢方医で、加持祈祷を行う僧医もいた。それは、欧米の医療を目指した明治政府から見れば前近代的で非科学的な素人医者だった。そこで1874年に「医制」を制定し、医師制度と薬剤師制度を作り、長崎、東京、大阪に医学校を作った。81年には漢方医を廃止し、針、きゅう、あん摩、柔道整復術を行っていた者はすべて医術開業試験を合格しないと医療を行うことができなくなり、多くが廃業した。しかし、簡単に医師の数は増えない。そこで、すでに開業していた漢方医に仮免許を与えることで混乱を回避した。

また、薬剤師制度のなかで医薬分業、すなわち医師による医薬品の販売を禁止し、薬剤師にゆだねる措置を取ろうとした。しかし、まだ薬剤師が少ないこと、そもそも医師の収入は医薬品の販売に頼っていたことから医師に猛反発され、成功しなかった。

② 民間薬の規制

さらに、明治政府はすべての薬物が有効無害であるべきという方針を出した。そして「売薬の中には有名・無効のものがあり、民をあざむき高利をむさぼる傾向にある」として、民間薬も厳しく規制した。1870年に売薬取締規制、77年に売薬規則、78年に売薬検査心得書、82年に売薬印紙税と矢継ぎ早の政策を実施した。とくに、売薬印紙税の効果は大きく、全国の売薬で大きな地位を占めていた富山の売薬生産額は課税前には672万円、行商人9700人だったが、課税3年後には生産額50万円、行商人5000人と、10分の1以下まで規模が縮小した。

③ 憎医の消滅

このような急速な改革はかならずしも実情に合わなかった。試験に合格した医師も、政府が認めた医薬品も急には増えず、価格は高かった。人々は従来の民間医療を頼り、政府の厳しい取り締まりにもかかわらず医療の近代化は進まなかった。そして、針、きゅう、あん摩、柔道整復術、民間薬は多くの需要に支えられて生き延びることになった。他方、江戸時代から始まる廃仏運動、明治政府の廃仏毀釈（はいぶつきしゃく）のなかで多くの寺が廃止になり、僧侶が還俗し、民間医療を担っていた僧医は消えた。

(4) 不良医薬品の取り締まり

① 昭和の取り締まり

昭和に入ると軍部の力が強くなり、１９３７年に日中戦争が始まり、翌年には国家総動員法が制定され、権力が政府に集中した。医薬品は国の統制物資となり、製造と販売は国が支配する日本医薬品生産統制株式会社と日本医薬品配給統制株式会社が行った。43年には薬事法が制定され、品質の適正化と不良医薬品の取り締まりが行われた。江戸時代から続いていた民間薬はこのときに軍部の力で不良薬品として禁止になり、その結果、統制以前には40万種あった医薬品の大部分が廃止されて６０００種に統合された。生き残ったのはたった１・５％だった。こうして江戸時代以前の薬は明治と昭和の２度の規制で大部分が消えたのだが、その一部は健康食品として生き延びることになった。

② 医学・歯学は6年制教育

１９４５年に日本は敗戦を迎え、連合軍総司令部（ＧＨＱ）が日本を支配する時代になった。ＧＨＱは日比谷交差点の近くにある第一生命ビルに置かれた。私の家は半蔵門にあり、すぐ近くにある現在の国立劇場と最高裁判所の敷地にはパレスハイツという日本人立ち入り禁止の占領軍将校の住宅地があった。鉄条網の中は緑の芝生に住宅が並び、爆撃で壊された日本の街並みとは別世界だった。

半蔵門からお堀に沿って歩くとパレスハイツの先は三宅坂、桜田門、その先が日比谷公園で、日比谷交差点は子どものころの私が歩いて行ける距離だった。GHQ本部前には米軍のジープが並び、時にはマッカーサー総司令官が黒塗りの車に乗り降りする姿を見かけたことを覚えている。

1947年には日本国憲法が制定された。物資不足による粗悪な医薬品の流通に対処するため、48年に新たな薬事法が制定され、医薬品の製造、流通は政府または都道府県知事への登録制に変更された。

GHQは日本の医療制度の改革を計画し、欧米のシステムに倣って、医学、歯学、獣医学の教育を6年制に変更することを政府に勧告した。医学と歯学はただちにこれに従ったが、獣医学の6年制教育が実現したのはそれから40年近く後の1984年だった。欧米では獣医学を医療制度の一部と考えていたこと、しかし、終戦後の獣医師をめぐる状況は厳しく、勧告に応えられない状況だったことはすでに述べた。

③ あん摩、鍼灸師等の資格化

さらにGHQは「柔道整復術を含む武道の廃止」を命じ、「あん摩や鍼灸は非科学的であり、衛生的ではない」として禁止した。しかし、これらは視覚障害者の職業として確立していたため業界などの強い反対運動が起こり、その結果、1947年に「あん摩マッサージ指圧師、はり師、きゅう師等に関する法律」が制定され、国家資格として認められることになった。その後、64年にはこの法律に柔道整復師が加わり、70年に「柔道整復師法」が単独法となって現在にいたっている。

④ 民間療法の流入

またいくつかの民間療法が日本に入ってきた。古代インドで生まれたアーユルベーダ、1800年ごろドイツで生まれ、毒や薬を極端に希釈した水を治療に使うホメオパシー、95年に米国で生まれ、骨格の異常を矯正することにより体調を整えるカイロプラクティクなどである。これらは正規の医療として認められていないが、利用者の多くは治療法として期待している。

敗戦により連合軍に占領されて極貧の生活を強いられていた日本人を救ったのは、皮肉なことに次の戦争だった。1950年に朝鮮戦争が始まり、日本は朝鮮戦争を支える物資の補給基地として重要な存在になった。51年にサンフランシスコ平和条約を締結して独立し、自衛隊の前身である警察予備隊が創設され、実質的な軍事力をもった。米軍は日本から大量の軍需物資を買い付け、日本は一転して朝鮮戦争ブームなどと呼ばれる好景気に見舞われた。

その後、1955年ごろからの20年間で日本は高度経済成長を遂げた。60年代に私は大学に就職したのだが、当時は給与が毎年1割ずつ上昇した。今から見ると夢のような時代である。そして、医療と公衆衛生の近代化も進んだ。抗生物質やワクチンが普及して多くの感染症の予防と治療ができるようになり、麻酔薬の発達で安全で苦痛がない手術が可能になった。その結果、明治時代には40歳代だった平均余命が戦後は50歳、そして平成に入ると70歳を超えた。

3 健康食品ブーム

(1) 長寿社会

長寿社会になると、それ以前には少なかった病気が増えた。生活習慣病である。高血圧、糖尿病、脂質異常などの生活習慣病である。その結果、心臓疾患と脳梗塞、そしてがんと認知症が急増した。そしてこれらの疾患の有効な治療薬も増えていった。生活が豊かになると、人々は若さや健康の維持やダイエットという生活の質（QOL）の向上を求める。そのための医薬品が1996年に発売された養毛剤ミノキシジル（リアップ）と、99年に発売されたバイアグラ、そして健康維持のためのビタミン剤などである。

長寿社会を作った高度経済成長の暗い面として、水俣病、四日市ぜんそく、光化学スモッグなど大規模な化学物質公害が発生した。その結果、人々の科学に対する信頼は揺るぎ、化学物質に対する反発や医療に対する不信が生まれ、自然や天然へのあこがれを広げた。そのような科学に不信をもつ人を取り込み、がん治療などの現代医療の恩恵が届かない影の部分を埋める形で、古くからの伝統医療に用いられてきた食品が天然・自然の健康食品という衣装をまとって再登場した。

1984年の経済企画庁国民生活局編「『健康食品』の販売等に関する総合実態調査」によれば、当時、販売されていた健康食品は乳酸菌飲料、朝鮮ニンジン、にんにく、スッポン、ローヤルゼリーなど昔からある食品で、化学物質はビタミンCくらいだった（図表7―1）。こうして医療の発達は人々に健康と長寿をもたらしたのだが、同時に

図表７－１　40 年前の天然・自然の健康食品

A 菌・植物起源	
1 細菌類加工品	乳酸菌・酵母菌
2 茸類加工品	霊芝、しいたけ
3 緑葉植物加工品	コンフリー、熊笹
4 生薬類似加工品	朝鮮人参、エゾウコギ
5 藻類加工品	クロレラ、スピルナ
6 海藻類加工品	コンブ
7 果実・果肉加工品	梅、杏、アセロラ
8 花粉類加工品	花粉
9 根菜類加工品	コンニャクイモ、にんにく
10 植物性油脂類	小麦胚芽油、紅花油
11 その他植物成分	サポニン、レシチン
12 その他菌・植物起源	
B 動物起源	
1 貝類加工品	カキ、シジミ
2 は虫類加工品	スッポン、マムシ
3 ハチミツ等加工品	ローヤルゼリー
4 動物性油脂類	深海鮫エキス、魚油（EPA）
5 動物臓器加工品	血液、オットセイ肉エキス
6 骨・貝殻加工品	牛骨、魚骨、貝殻
7 その他	
C 鉱物起源	
鉱物類	石、鉱泉
D 化学合成品	
化学合成品類	ビタミンC
E 複合品	
動植物起源の複合品	
F その他	
原料不明	

資料：昭和 59 年経済企画庁国民生活局行政第１課編「『健康食品』の販売等に関する総合実態調査」より

人々の健康志向が高まり、興味を集めたのが医薬品と民間医療と健康食品だった。

(2) ビタミンブーム

① 医薬品としてのビタミン

医薬品の販売方法は2つに分かれる。一つは薬局などで薬剤師に相談すればだれでも購入できる一般用医薬品(OTC)、もう一つは抗生物質など、医師の処方が必要な医療用医薬品である。OTC薬品は胃腸薬、風邪薬などで、副作用が少なく多くの需要がある。健康志向の中でOTCの売上げは伸びたが、とくに人気がある薬品がビタミン剤だ。

本来、ビタミン剤はビタミン欠乏症の治療薬だ。脚気の原因がビタミンB_1の欠乏で、その特効薬がアリナミンだったという話は紹介したが、その他に、ビタミンA欠乏症の夜盲症、ビタミンD欠乏症のくる病、ビタミンE欠乏症の溶血性貧血、ビタミンC欠乏症の壊血病などの病気があり、各ビタミン剤はその特効薬だ。

② 疲労回復としてのビタミン

その後、ビタミンB_1欠乏が疲労を引き起こすことがわかり、疲労の予防と治療に使われるようになった。そして、戦後間もない1950年に日本初の総合ビタミンであるパンビタン、そして54年にアリナミンが、病気の治療ではなく、疲労回復のための医薬品に認定された。医師が患者の元気回復のためにビタミン剤を処方し、患者も医師に「元気がないからビタミン剤を注射してほしい」と依頼する時代が来た。医薬品が健康の維持やQOLの向上のために使われ始めたのだ。

1957年にはビタミン剤をアンプルに詰めたベルベ内服液が発売され、60年にはやはりアンプル入りのグロンサン内服液が売り出された。アンプルとは注射液を入れるガラス容器で、アンプルの首を切り落としてストローで飲む方法が「医薬品を飲んでいる」という感覚として広く受け入れられて売上げを上げた。しかし、アンプルは取り扱いが面倒ということもあり、62年以後、現在のドリンク剤と同じびん詰のビタミン剤が、リポビタンD、エスカップ、チオビタドリンクなどの名前で続々と発売され、ドリンク剤ブームが起こった。

1964年に東京オリンピックが開催され、米国選手の活躍がビタミンやミネラル剤を摂取した結果と報道され、ビタミン入りドリンク剤はさらに大きな市場になった。

他方、アンプル入りの風邪薬に含まれていたピリン系製剤が原因で1959年から65年までに38人の死者を出す事件が起こり、発売禁止になった。この事件をきっかけに、OTC医薬品の一般消費者向けの宣伝広告の規制が厳しくなった。

③ 食品としてのビタミン

ビタミン剤の利用は医薬品から食品にも広がった。1965年に発売されたオロナミンCは食品であり、効能を表示することはできなかったが、「元気はつらつ」のキャッチコピーでこれまでに300億本以上を売ったという。ビタミンブームに火をつけた出来事は2つある。一つは64年の東京オリンピックでの米国選手の活躍、二つ目は、54年にノーベル化学賞、62年に核実験反対運動の業績でノーベル平和賞を受賞した米国のポーリング博士が、70年に大量のビタミンCが風邪の予防やがんの治療に有効であると発表したことだった。私はテキサス大学医学部に留学していた78年にポーリング博士と会い、ビタミンCの話を聞いたことがある。このときには彼が書いた教科書にサインをもらおうと多くの学生が集まり、大スター並みの人気者だった。

こうして、当初は脚気や壊血病の治療薬として医師が処方する医薬品だったビタミン剤が、処方箋が不要なOTC医薬品に変わり、さらに、ドリンク剤などの食品に変化して、病気の治療ではなく元気になるため、あるいは気分を良くするために気軽に飲むものになった。このことが、医薬品と食品を厳格に区別する意識が薄かった消費者心理を、さらに大きく進めたといえよう。

(3) 健康食品の誕生

健康食品という言葉に賛否があることは書いたが、この言葉がいつから使われているのかははっきりしない。1971年の厚生省局長通知にこの言葉はなく、79年に日本健康・栄養食品協会の前身である日本健康食品研究会が発足し、86年には『健康食品入門』が出版されているので、70年代にはこの用語が一般的になっていたものと思われる。

1984年の経済企画庁編「『健康食品』の販売等に関する総合実態調査」では、製品の3分の1は健康食品、3分の1は栄養補助食品と表示されていた。その7割近くに天然や無添加を強調する表示があったが、『健康食品入門』にも健康食品は自然食品が前提と書かれている。また「がん予防」など疾病の予防・治療効果を宣伝するものが8割もあったという。このような不適切な状況を改善するために、健康食品に対する取り締まりがさらに厳しくなった。

4　厚生省46通知

(1) 取り締まり強化

1971年に当時の厚生省から次の局長通知が出された。昭和46年に出された通知であることから、通称「46（よんろく）通知」と呼ばれている。食薬区分の厳守、すなわち食品に予防・治療効果の表示を許さないという厚生省の考え方がよくわかる。この通知は現在も生きているので、概要を記載する。

① 46通知

無承認無許可医薬品の指導取締りについて

（昭和46年6月1日　薬発第476号）

（各都道府県知事あて厚生省薬務局長通知）

昨今、その本質、形状、表示された効能効果、用法用量等から判断して医薬品とみなされるべき物が、食品の名目のもとに製造（輸入を含む。以下同じ。）販売されている事例が少なからずみうけられている。

かかる製品は、医薬品、医療機器等の品質、有効性及び安全性の確保等に関する法律（昭和35年法律第145号）（以下「法」という。）において、医薬品として、その製造、販売、品質、表示、広告等について必要な規制を受けるべきものであるにもかかわらず、食品の名目で製造販売されているため、

(1) 万病に、あるいは、特定疾病に効果があるかのごとく表示広告されることにより、これを信じて服用する一般消費者に、正しい医療を受ける機会を失わせ、疾病を悪化させるなど、保健衛生上の危害を生じさせる、

(2) 不良品及び偽薬品が製造販売される、
(3) 一般人の間に存在する医薬品及び食品に対する概念を崩壊させ、医薬品の正しい使用が損われ、ひいては、医薬品に対する不信感を生じさせる、
(4) 高貴な成分を配合しているかのごとく、あるいは特殊な方法により製造したかのごとく表示広告して、高価な価格を設定し、一般消費者に不当な経済的負担を負わせる、

等の弊害をもたらすおそれのある事例がみられている。

このため、従来より各都道府県の協力をえて、法等の規定に基づく厳重な指導取締りを行なってきたところであるが、業者間に認識があさく、現在、なお医薬品の範囲に属する物であるにもかかわらず、食品として製造販売されているものがみられることは極めて遺憾なことである。

ついては、今般、今まで報告されてきた事例等を参考として、人が経口的に服用する物のうち「医薬品の範囲に関する基準」(以下「基準」という。)を別紙のとおり定めたので、今後は、下記の点に留意のうえ、貴管下関係業者に対して、遺憾のないように指導取締りを行なわれたい。

② 健康食品の問題点

「46通知」により厚生省は無承認無許可医薬品の指導取締りを強化したのだが、効果は小さかった。健康食品などの販売法として悪質なマルチ商法や催眠商法が行われていることが問題になり、1976年に通産省は「訪問販売法」(現在の特定商取引法)を制定した。77年に公正取引委

員会が「天然、自然等の不当表示」を規制し、その後も同様の措置を繰り返している。78年に国民生活センターが「健康食品・その問題点を考える」を刊行し、84年に経済企画庁が「『健康食品』の販売等に関する総合実態調査」を実施している。

この調査では健康食品の特徴と問題点を次のようにまとめている。

- ・消費者が何らかの効果を期待して飲食する。
- ・錠剤やカプセルのような形態をしている。
- ・満腹感や味覚により摂取量を制御しにくい。
- ・濃縮加工により特定成分の過剰摂取が起こり得る。

③ 表示の問題

表示の問題点については、次のように述べている。美容、健康維持、予防・治療効果がある。表現は有効性の説明、医療関係者の話、体験談などの間接的なものが多い。個々の文章には問題がなくても、全体を通じて見ると、医療効果が暗示されているものが多い。

また、三段論法も多い。たとえば「Aが不足するとB病になる」「Aを食べるとB病を予防できる」「この製品にはAが含まれている」という論法で、Aの不足がB病の原因なのか、Aを食べればB病が予防できるのか、科学的根拠を示していない。さらにAが不足することの不安をあおる広告である。

製品の表示に効能を記載すると法律違反になるのでさすがにこれは少ないが、店頭で配布されるチラシなどの広告物には医薬品のような効果を記載したものが多い。また、医薬品ではないので副作用がなく安全とする広告、天然素材を使ったり、着色料や保存料を使っていないから安全とする広告も多い。

その他、「背が思いのまま伸ばせる」「飲むだけのバストアップ」「頭髪の自然発生バッグン」「宿便をとって血液をきれいに」「ガン予防」「美容と病気の予防ビタミンC」「摂ってもまだ足りないカルシウム」など、美容、痩身、疲労回復、強壮、体力増強、老化防止、血液浄化、成人病予防などの宣伝文句が使われていた。

④ 原料の問題

原材料については、これまでに食用にしたことがないものや、菌や酵素と称する詳細が不明なものがあり、その安全性に懸念があるもの、製造工程については、殺菌が不完全な場合や細菌汚染の可能性があるもの、特定成分がきわめて高濃度になっているものなど多くの問題が指摘されている。

(2) 再度の取り締まり

この調査結果を受けて厚生省は1984年に次のような通知を出している。

○無承認無許可医薬品の指導取締りの徹底について

（昭和59年5月21日）（薬監第43号）（各都道府県衛生主管部（局）長あて厚生省薬務局監視指導課長通知）

今般、経済企画庁の「『健康食品』の販売等に関する総合実態調査」の結果が公表され、いわゆる健康食品の中には疾病の予防、治療に効果があるかのような印象を与えるものが多かったことが指摘されている。今回の調査によれば、医薬品的な効能効果の標ぼうは、商品の容器、包装、添付文書に表示することにより行われていることは少なく、特定成分の効能効果や体験談等を記述したものを、商品と同一売場に置いたり、新聞、雑誌等の広告をみて商品の説明資料を請求した者に送付することにより行われていることが多い。

ついては、いわゆる健康食品に係る薬事法違反については、以上の点に鑑み、左記事項に留意のうえ監視指導のなお一層の徹底を図られるとともに、違反を発見した場合には、事案に応じ告発、行政処分を行うなど厳正に措置されたい。

1　個別の商品名の明示の有無にかかわらず、いわゆる健康食品の売場に置かれているチラシ、パンフレット、書籍、小冊子、掲示パネル等の内容を確認すること。

2　新聞、雑誌等において商品の詳細については資料請求できる旨広告している者に対し、当該資料の提出を求め、内容を確認すること。

3　管下の製造元、発売元に対し、代理店等に送付している商品説明用の資料の提出を求め、内容を確認すること。

それから27年後の2011年に内閣府消費者委員会が次のように述べている。

「健康食品の表示の在り方」に関する中間整理

2011年8月23日　消費者委員会

【健康食品の表示をめぐる問題点】

消費者委員会は、現在の健康食品の表示をめぐっては次のような問題点があると考える。

(I)特定成分を抽出・濃縮・乾燥させた「錠剤・カプセル型食品」

いわゆる健康食品（以下、健康食品）を一般食品とは区別して扱い、疾病の予防的効果や特定の機能性が付与されたものとして日常的に摂取している消費者が、少なからず存在する。特に、特定成分を抽出・濃縮・乾燥させた「錠剤・カプセル型食品」には医薬品的な効能・効果を期待させるものが散見され、表示・安全性・販売方法などをめぐる問題点が指摘されている。

(II)消費者を誤認させる広告・表示

事業者の中には、健康食品の販売にあたって誇大に説明し、消費者を誤認させるセールストークや、それらと同様の広告・宣伝を実施している例がある。消費者の健康への不安感に乗じて、機能性を示す信頼性あるデータがないにもかかわらず、医薬品のように身体機能を改善することを謳ったり、あるいは、改善できるかのように暗示する表現方法を用いたりして、科学的データに基づき許可される医薬品と同様の効果があるかのように強調している例も見受けられる。

(III)迅速・適正な法執行体制整備の遅れ

一方、これら誇大・誤認表示が規制・是正されず、長く放置されたり、それが行政指導により改善に至っても、同一事業者による異なる商品や別の事業者による同種の商品をめぐって誇大・誤認表示が再度市場に登場するなど、適正で効果的な法執行が実施されにくいことも健康食品の問題点とされる。迅速な規制措置や適正な法執行体制がとられていないのではないかとの消費者・国民の不信感が根強く存在する。

(IV)情報の収集・分析・提供の不十分性

各地の消費生活センターに寄せられる健康

食品をめぐる消費者相談件数は、国民生活センターによると、5年間で約8万件である（平成17から21年度（平成22年11月30日までの登録分））。食品全体の苦情相談のうちの半数を占め、年間では1万件を超える高い件数で推移している。被害防止には消費者への適正・迅速な情報提供が必要だが、表示違反事例や健康被害事例についての情報収集・分析・提供体制は不十分なままであると言わざるを得ない。

「46通知」から半世紀が経過した現在、数々の問題点が指摘されている「いわゆる健康食品問題」はまったく解決されていない。だから、行政の健康食品に対する態度は厳しい。しかし、すでに書いたように、これは錠剤・カプセル形状のいわゆる健康食品の問題であり、トクホなど国が関与する健康食品にはほとんど問題がないこととして99％の事業者はまじめなビジネスを行っていることも忘れてはいけない。

トクホ制度が作られたとき、トクホ製品が増えることでいわゆる健康食品が少なくなることが期待されたが、そうはならなかった。逆に46通知とトクホ制度以後、健康食品の規制緩和は大きく進んだ。その原動力になったのは米国からの圧力だった。

5　米国の圧力

(1) 市場開放

① 日米の貿易摩擦

高度経済成長の波に乗って、1965年には日本から米国への輸出が拡大し、日米間の深刻な貿易摩擦が起こった。72年の日米繊維交渉で米国は繊維製品の対米輸出制限を要求し、田中角栄通産大臣はこれを拒否した。しかし、米国は対敵通商法による輸入制限という究極の手段を持ち出したため、日本は輸出自主規制を受け入れざるを得なかった。

次に問題になったのが鉄鋼製品とカラーテレビで、これらも1977年に輸出規制を実施することになった。当時テキサス大学で働いていた私が研究室の友人宅に遊びに行くと、高齢の祖父が新品のカラーテレビを見ていた。私が日本から来たと自己紹介すると、彼は「日本にはこんないいテレビはないだろう」と自慢した。そのテレビはソニー製だった。日本製カラーテレビがテキサスの田舎にまで広がり、テキサスは世界一と自慢するお年寄りはそれが日本製とは思いもしなかったのだろう。私は「いいテレビですね」とほめておいた。

1980年代に入ると米国は日本に牛肉とオレンジの輸入を求め、さらに、自動車の輸出規制を求め、日本は81年に自主規制を受け入れた。それでも米国の対日赤字は広がり、貿易摩擦はさらに激しくなっていった。日本の経済成長により米国の産業が被害を受けるとして起こった激しいジャパンバッシングは、今日の米国と中国の争いの先駆けにもみえる。

同年代、米国はインフレに襲われ、対策として厳しい金融引締めを行った。その結果ドル高になり、輸出減少と貿易赤字が起こった。日本からの輸出を制限するために行われたのが円高ドル安を誘導する1985年のプラザ合意だった。その結果、1ドル240円程度だったドル円レートは、1年後には150円程度まで急速に円高になった。ところが、当時の日本経済は強く、これほど大きな為替の変動にもかかわらず日本の貿易黒字は増え続けた。86年には日米半導体協定による自主規制を迫られ、世界一だった日本の半導体産業は衰退の道をたどった。さらに、87年4月には、日本はパソコンとカラーテレビをダンピングしているとして米国は100％の制裁関税を課した。

② サプリメントの規制緩和要求

米国のジャパンバッシングは健康食品分野にも及んだ。きっかけは1994年に米国サプリメント健康教育法（DSHEA）が成立して、サプリメント・ブームが訪れたことだった。米国企業は日本に市場拡大を求めたのだ。これを阻んだのが46通知の錠剤・カプセル形状の食品の禁止だった。米国のサプリメントのほとんどが錠剤・カプセル形状だったため、日本では未承認医薬品扱いになり販売できないのだ。

そこで、米国から規制緩和が要求された。1996年に在日米国商工会議所、日本貿易会、東京商工会議所が連名で『「栄養補助食品」の位置づけの明確化と規制の緩和』と題して、「外国で食品として販売されているものについては、わが国において医薬品に分類され医薬品としての規制を受けることなく、すべて食品として販売できるようにすべき」とする問題提起をOTO（Office of Trade and Investment Ombudsman：市場開放問題苦情処理体制）に行った。OTOは、輸入手続等を含む市場開放問題や輸入の円滑化に関する具体的苦情を内外の企業等から受け付ける窓口として82年に設置された組織である。

③ OTOへの問題提起

問題提起の内容は次の4点だった。

1）栄養補助食品の認知・広く国際的に流通して

いる栄養補助食品の法的位置づけを明確にすべきである。

2) 表示の制限緩和と基準設定・製品の栄養補助的効能や使用法等必要な情報を表示できるようにすべきである。

3) 形状（剤型）の自由化・形状を医薬品との差別化の手段にすることがないようにすべきである。

4) 成分規制の緩和・欧米で使用実績がある食品素材や成分であっても医薬品とみなされて、栄養補助食品にできないものがあるので規制緩和をすべきである。

これを受けて厚生省は、ビタミン、ハーブ類およびミネラル類については、『当分の間、「食品」の文字等を容器、被包前面及び内袋に分かりやすく記載する等食品である旨が明示されており、かつ、医薬品的な効能効果を標榜しないものについては、その形状がカプセル剤、錠剤又は丸剤であっても医薬品に該当しないものとして取り扱う』として、４６通知を「当分の間」一部変更し、錠剤・カプセル形状のサプリメントの販売が可能となった。

(2) 規制緩和

① 見直しの迅速化

政府はまた「規制緩和推進計画（改定）」を閣議決定し、医薬品の範囲の見直しを始めた。そして１９９７年に薬務局長通知「ビタミンの取扱いについて」によって13種類のビタミンが食品として販売可能となり、98年に１６８種類のハーブ類（生薬）、99年に12種類のミネラル、２００１年にアミノ酸23種類が食品として販売できるようになった。

ところが、ＯＴＯは規制緩和の速度が遅いとして、1999年に「市場開放問題苦情処理推進会議報告書のフォローアップについて」のなかの「栄養補助食品の規制の緩和及びその迅速な実施」で、『1996年のOTO対策本部決定とそれに続く閣議決定で栄養補助食品の規制緩和の方針が決められたがその進捗状況が明らかにされておらず、具体的に自由化がほとんど進んでいない』と述べている。これに対して厚生省は『栄養補助食品の表示の制限については、「いわゆる栄養補助食品の取扱に関する検討会」において、検討を行っている』と回答している。

② 錠剤・カプセル形状の認可

「いわゆる栄養補助食品の取扱いに関する検討会」は2000年に『栄養成分の補給や特別の保健の用途に適する食品のうち、通常の食品の形態でない錠剤・カプセル等の形状のものを「栄養補助食品」とし、特定保健用食品（トクホ）は保健用途の表示を、栄養機能食品は栄養素機能表示を、その他の健康食品は栄養素含有表示のみを認める』と報告した。これに沿って「当分の間」だった錠剤・カプセル形状の規制緩和が通常の措置になった。01年には厚生労働省薬務局長通知「保健機能食品の創設について」によりトクホと栄養機能食品が保健機能食品に位置づけられた。同時に海外で栄養補助食品として流通している錠剤・カプセル形状のいわゆる健康食品を食品として販売できるようになった。

③ 健康食品アドバイザーの誕生

この報告書は健康食品にも食品衛生法に基づく製造基準（食品GMP）を設定すること、消費者が健康食品を選択する際に情報提供やアドバイスを行う方法について、具体策を検討するよう求めた。これに対応して2002年に「保健機能食品等に係るアドバイザリースタッフの養成に関する基本的考え方について」が発表され、サプリメントアドバイザー、健康食品管理士、食品保健指導士、サプリメント指導士、サプリメント管理士、サプリメントコーディネーター、栄養補助食品指導士などの多くの民間資格が誕生した。

2003年にはOTOによって46通知の「成分本質（原材料）が専ら医薬品」とされているものについて、積極的に食薬区分の見直しを行うことが決定され、行政主導で食薬区分の積極的な見直しを行うこと、また、速やかに見直しの具体的な対象品目、スケジュール等について明示することになった。

この間、2002年に中国製やせ薬による健康被害、03年にアマメシバによる健康被害が発生し、このような事例に対応するために03年に食品衛生法により錠剤・カプセルの個別禁止が可能になった。

④ 条件付トクホ誕生

2004年に『「健康食品」に係る今後の制度のあり方について（提言）』が発表され、健康食品についての考え方が整理されるとともに、「条件付き特定保健用食品（条件付きトクホ仮称）」の導入や、錠剤・カプセル状食品のための「適正製造規範（GMP）ガイドライン」の作成が提言され、これに沿って05年にガイドラインが作成され、認証制度が発足し、トクホ制度の見直しが行われた。

このように46通知による錠剤・カプセル形状の規制と「成分本質（原材料）が専ら医薬品」リストによる規制が行われていた健康食品が、米国の圧力で規制緩和により現在の姿になった。

第8章 医薬品と健康食品

1　一般用医薬品（ＯＴＣ）

(1) 医薬品の区分

① ＯＴＣ医薬品

薬局に行くと医薬品である風邪薬のとなりに健康食品が並んでいて、どちらも処方箋なしで自由に購入できる。薬局で自由に買える医薬品を一般用医薬品という。大衆薬や市販薬ともいわれるが、最近はＯＴＣ医薬品という名称が広く使われている。これはOver The Counter の頭文字をとったもので、「薬局での対面販売で買う薬」を意味する。

法律上はＯＴＣ医薬品と健康食品はまったく違った存在だが、薬局で両者の違いを明確に認識して購入する消費者は少ないだろう。両者は厳しい競争関係にあるといえる。たとえば、ＯＴＣ医薬品の販売金額は1兆1千億円、健康食品は1兆4千億円で、健康食品の方がやや多い。

② 医療用医薬品と一般用医薬品

医薬品は医療用医薬品と一般用医薬品に分けられる。医療用医薬品は、医師が患者を診察し、その症状や体質に応じて処方箋を作成し、これに基づいて薬局で調剤して患者に渡される。したがって処方薬ともいわれる。効果の高いものが多いが、副作用にも注意が必要なため、このような取り扱いになっている。

医療用医薬品の中から長期間使用されて安全性が高いことが明らかなものが要指導医薬品に変更される。これはＯＴＣ医薬品ではあるが、購入の際には必ず薬剤師から対面での指導や情報提供を受けることになっている。

そして、変更してから3年間で安全性がさらに確認されれば、薬剤師の指導なしに自由に購入できるOTC医薬品に変更される。一般のOTC医薬品はインターネット経由で購入できるが、要指導医薬品は購入できない。このように、医療用医薬品からOTC医薬品に変更されたものを「スイッチOTC医薬品」と呼んでいる。

OTC医薬品は、副作用などのリスクの程度に応じて、3つに分類されている。

③ OTC医薬品の分類

第1類医薬品は安全上とくに注意を要する成分を含む医薬品であり、薬剤師による情報提供が義務づけられる。ロキソニンS、ガスター10、リアップなどが含まれる。

第2類医薬品は、まれに入院相当の健康被害が生じる可能性のある成分を含む医薬品であることから、薬剤師または登録販売者の情報提供が努力義務とされている。なかでもとくにリスクが高い成分については指定第2類医薬品として、その表示は「第②類医薬品」あるいは「第[2]類医薬品」のように「2」の書き方を変えるようにしている。バファリンAやパブロンゴールドA錠などが含まれる。

第3類医薬品は日常生活に支障をきたす程度ではないが、体の変調・不調がおきる可能性のある成分を含む医薬品で、リスクが低いため情報提供は義務づけられていない。ドリンク剤や消化剤など多くの医薬品が含まれる。

OTC医薬品の約95%は第2類と第3類医薬品である。

図表8－1　OTC医薬品の販売方法

<table>
<tr><th colspan="2">分　類</th><th>対応者</th><th>情報提供</th><th>相　談</th><th>インターネット販売</th></tr>
<tr><td colspan="2">要指導医薬品</td><td>薬剤師</td><td rowspan="2">対面・書面での情報提供（義務）</td><td rowspan="5">義　務</td><td>不　可</td></tr>
<tr><td rowspan="4">一般用医薬品</td><td>第１類医薬品</td><td>薬剤師</td><td rowspan="4">可</td></tr>
<tr><td>第２類医薬品</td><td rowspan="3">薬剤師・登録販売者</td><td>努力義務</td></tr>
<tr><td>指定第２類医薬品</td><td>表示変更※（義務）</td></tr>
<tr><td>第３類医薬品</td><td>法律上の規定なし</td></tr>
</table>

注　：※第２類の２を○または□で囲む。

ＯＴＣ医薬品の販売方法を図表８－１にまとめる。要指導医薬品と第１類医薬品はほぼ同じ取扱いだが、インターネット販売の対応だけが違う。指定第２類医薬品と第２類医薬品の違いは、購入者にはわかりにくい。

(2) ＯＴＣの規制緩和

① 登録販売者制度の新設

ＯＴＣ医薬品の販売方法が大幅に規制緩和されたのは、２００９年の改正薬事法の施行による。それまでは、医薬品の販売は原則として薬剤師と薬種商販売業しか認められていなかった。法改正により薬種商販売業を廃止して登録販売者制度を新設し、登録販売者は、第２類と第３類医薬品を販売することができるようになった。

薬種商販売業の許可申請者は大学などで薬学に関する専門の課程を修了している者、都道府県知事の行う試験に合格した者、または8年以上薬種商販売業の業務を行っていたもので都道府県知事が適当と認めた者である必要があった。

他方、登録販売者は都道府県知事が行う試験に合格する必要がある。受験資格として学歴と実務経験は不要だが、合格して販売従事登録後に2年間の実務実績を経て正規の登録販売者となる。ドラッグストア、薬局、薬店などでOTC医薬品を販売し、すでに薬種商販売業として営業する者は登録販売者試験に合格した者とみなされた。

この法改正により薬局、薬店だけでなく、コンビニやスーパーそしてインターネットにまでOTC医薬品の販売場所が拡大した。その背景には急速な少子高齢化社会の到来への2つの対応がある。

② 規制緩和の背景

第一は、医療費の膨張への対策である。国民皆保険制度により国民は保険料を支払い、医療費の割引を受けることができる。だから、簡単な病気でも気軽に病院に行く文化が出来上がっている。しかし、これが医療費の増加を招いた。さらに、少子高齢化の進行により、保険料を負担する世代に比べて医療を受ける高齢者の割合が大きくなり、保険制度は危機を迎えている。

その対応策がセルフメディケーションである。世界保健機関（WHO）はこれを、「自分自身の健康に責任をもち、軽度な身体の不調は自分で手当てすること」と言っている。厚生労働省が期待しているのは、風邪や消化不良などの簡単な病気は医者に行くのではなく、自分でOTC医薬品を買って治療するというセルフメディケーションが広がることだ。

第二は、国民の数は減少しているが、比較的所得が高く健康に不安をもつ高齢者は増え続けている。高齢者はOTC医薬品の最大の購入者層であることから、情報提供と相談への対応を充実して、高齢者が手軽に購入できる仕組みを作ることだ。

③ セルフメディケーション税制

しかし、「軽症の病気は自分でOTC医薬品を購入して治してください」と言われても、簡単にはいかない。たとえば、鎮痛剤のロキソニンをインターネットで購入すると24錠で1200円程度する。しかし、行きつけの病院で処方してもらえば、健康保険1割負担の高齢者なら120円、診察料を入れてもインターネット購入より安い。

そこで考えられたのが「セルフメディケーション税制」である。これは「特定の医薬品購入額の所得控除制度」であり、「スイッチOTC医薬品」を購入したとき、その購入費用について所得控除を受けることができる制度で、商品には「セルフメディケーション税制対象商品」と記載されている。

具体的には、対象の商品を1万2000円以上購入した年には、これを超える金額について、その年の総所得金額等から控除する仕組みである。ただし、その金額が8万8千円を超える場合には、8万8千円で打ち切りになる。また、医療費控除を行っている場合には、セルフメディケーション税制は申告できない。

この制度はスイッチOTC以外のOTC医薬品と健康食品には適用されない。その理由についての明確な説明はない。

現在入手できるOTC医薬品の種類を図表8—2に示す。私たちが日常感じるほとんどの症状に対応したOTC医薬品が販売されていることがわかるだろう。

2 健康食品と医薬品の関係

(1) セルフメディケーション

セルフメディケーションでもっとも重要なこととは、自分自身で健康の維持や増進を図り、疾病を予防することである。そのためには適度な運

図表8－2　OTC医薬品の症状別の分類

症　状	OTC医薬品
花粉症・アレルギー性鼻炎	鼻炎用点鼻薬、鼻炎用内服薬
か　ぜ	かぜ薬、せき止め薬、のどスプレー
頭痛・生理痛・歯痛	解熱鎮痛・生理痛薬
腰痛・肩こり・打ち身・ねんざ	外用鎮痛・消炎薬
胃の調子が悪い	胃腸薬、整腸薬
便秘・下痢	便秘薬
疲れ・だるさ、滋養強壮	栄養保健薬、ビタミン剤
眠れない・眠気防止	睡眠改善薬、眠気防止薬
乗り物酔い	乗り物酔い薬
頻　尿	頻尿治療薬
肥　満	肥満症改善薬
高コレステロール	高コレステロール改善薬
冷え性	冷え性関連用品
更年期障害	更年期障害治療薬
骨粗しょう症	カルシウム薬
目の不快症状	目　薬
やけど	皮膚用殺菌消毒薬
切り傷・すり傷	外用鎮痛・消炎薬
湿疹・かぶれ	湿疹・皮膚炎薬
虫さされ・かゆみ	虫さされ薬、かゆみ止め薬
水　虫	水虫・たむし用薬
痔	肛門痔疾用薬
口内炎	口内炎治療薬
歯槽膿漏・歯周病	歯周病治療薬
しみ・そばかす	しみ関連製品
にきび	皮膚用薬
肌荒れ	皮膚保湿薬
薄　毛	発毛促進薬
禁　煙	禁煙補助薬
その他	漢方薬、一般用検査薬、その他

動、栄養バランス、十分な睡眠などの生活習慣の改善による生活習慣病の予防が重要である。しかし、これは「言うは易く行うは難し」の典型であり、多くの人が続けることができず、生活習慣病がまん延している。不規則な生活による身体機能の乱れを調節するのが健康食品であり、それでも症状が現れたときに治療に使用するのがOTC医薬品である。そのような両者の役割を明らかにして、賢く利用することが国民の健康度の向上に有効であり、医療費の削減にもつながるものと考えられる。

それでは、実際に健康食品にはどのような種類があるのだろうか。そのようなデータがそろっているのは機能性表示食品なので、届出資料から機能性のキーワードと届出件数を図表8−3に示す。

もっとも多いのは「脂肪」というキーワードであり、以下「疲労」「血糖」「血圧」「肌」「ストレス」と続き、生活習慣病関連の項目が多く並ぶ。健康食品の重要な役割は健康の維持と疾病の予防、とくに生活習慣病の予防に使われていることがここからも理解できる。

他方、OTC医薬品にある風邪薬や頭痛止めなど、治療目的の製品はない。疾病の診断、予防、治療は医薬品の役割であり、健康食品がそのような機能を表示すると「未承認医薬品」として処罰の対象になるからである。

このように、健康維持のための健康食品と疾病の治療のためのOTC医薬品はセルフメディケーションの車の両輪であり、売上高にそれほど大きな違いはない。

問題は、OTC医薬品については法律上も行政

図表8－3　機能性のキーワードと届出数

キーワード	件　数
脂　肪	1,643
疲　労	716
血　糖	696
血　圧	556
肌	566
ストレス	504
目	488
記　憶	447
睡　眠	404
腸	383
骨	276
関　節	272
便　通	219
鼻	144
コレステロール	142
体　温	94
気　分	63
免　疫	47
不　安	6

注　：2022年9月28日現在。

的な取扱いも、促進に向けた取組みが行われていることに比べて、健康食品については、明治以来現在にいたる国の取組みは規制が中心であり、決して前向きの取組みとはいえないことである。そこには、効果も安全性も明らかではないいわゆる健康食品問題が関わっていることは再々述べたとおりである。

(2) 医薬品リスト

① 専ら医薬品リスト

健康食品とＯＴＣ医薬品はセルフメディケーションの車の両輪なのだが、両者の間には「食薬区分」という高い壁がある。その一つが46通知の別添2「専ら医薬品として使用される成分本質（原材料）リスト」（通称「専ら医薬品リスト」）と別添3「医薬品的効能効果を標ぼうしない限り医薬品と判断しない成分本質（原材料）リスト」（通称「非医薬品リスト」）であり、それぞれに該当する原材料を例示している。そして「専ら医薬品リスト」に収載された原材料を健康食品に使用することはできない。

しかし、「専ら医薬品リスト」に収載された原材料を使った機能性表示食品の届出がないわけではない。それが米に含まれるγ‐オリザノールを機能性成分とする製品であり、原材料は発芽米やこめ油である。製品の説明には「本品には、血中の中性脂肪や総コレステロールを低下させる機能が報告されている成分を含みます。」と書いてあるが、肝心な成分がγ‐オリザノールであることは書いてない。

もう一つの例が桑に含まれるモラノリンである。説明には「本品は、糖の吸収を抑え、食後血糖値の上昇を緩やかにする機能があることが報告されている桑由来の成分が含まれています。」と書いてあるが、やはりモラノリンが機能性成分であることは書いていない。

機能性表示食品はその機能だけでなく、機能の原因となる機能性成分を明らかにすることが原則であり、機能性成分名を記載していない例は他にはない。γ‐オリザノールという成分名を記載しなかった理由は、それが「専ら医薬品リスト」に収載されているためと推測される。他方、モラノリンは桑の葉に含まれているイミノシュガーの一種で、別名を1‐デオキシノジリマイシン（DNJ）という。そしてDNJは「専ら医薬品リスト」に収載されている。だから成分名を明記しなかったのだろう。

②イミノシュガーとＤＮＪ

ところがその後、成分名を「イミノシュガー」と明記する製品が届け出られた。その説明は次のように書かれている。「本品には桑の葉由来イミノシュガーが含まれています。桑の葉由来イミノシュガーは、食事に含まれる糖の吸収を抑えて、食後に上がる血糖値を抑える機能が報告されています。」届出資料には「桑の葉には、糖類分解酵素であるα‐グルコシダーゼを阻害する作用をもつ1‐デオキシノジリマイシン等のイミノシュガーが豊富に含まれることが知られており、ヒトでの食後血糖値上昇抑制作用や耐糖能改善作用等が報告されている」として、イミノシュガーが「専ら医薬品リスト」に収載されたＤＮＪを含有することを記載している。モラノリンとＤＮＪは同じ物質だから成分名には記載しなかったが、イミノシュガーは「専ら医薬品リスト」に収載されていないので記載したと推測できる。

③医薬品リスト中の食品成分の取扱い

この問題について、２０１９年に厚生労働省医薬食品局監視指導・麻薬対策課長が「『医薬品の範囲に関する基準』に関するＱ＆Ａについて」という通知を出している。そこには次のように書いてある。

『「専ら医薬品リスト」に収載されているものであっても、それが野菜・果物等の生鮮食料品に元から含有される成分である場合は、当該成分を含有している生鮮食料品の医薬品該当性について、当該成分を含有することのみを理由として医薬品に該当するとは判断せず、食経験、製品の表示・広告、その製品の販売の際の演術等を踏まえ総合的に判断する。また、当該生鮮食料品を調理・加工して製造された食品についても、当該加工食品の製造工程において、当該成分の抽出、濃縮又は鈍化を目的とした加工をしておらず、かつ、食品由来でない当該成分を添加していない場合は、前段と同様の取り扱いとする。』

これを受けて消費者庁は「機能性表示食品に関する質疑応答集」の中の問13「届出をしようとする食品の機能性関与成分が、「専ら医薬品として使用される成分本質（原材料）リスト」に含まれる場合、消費者庁においてどのように確認するのか。」の答えとして次のように述べている。

『届出をしようとする食品の機能性関与成分が「専ら医薬品として使用される成分本質（原材料）リスト」に掲げられている成分本質（原材料）であっても、当該食品が医薬品に該当しない場合には、機能性表示食品として届出することは妨げない。ただし、当該成分本質（原材料）を機能性関与成分とする食品が、医薬品に該当しないことが不明確な場合は、届出確認時に消費者庁から厚生労働省に照会し、確認するものとする。』

要するに、モラノリンもγ-オリザノールも生鮮食料品に含有される成分であるため、機能性表示食品の成分として使用し、成分名を明記しても問題はないことになる。にもかかわらず、製品の説明にこれらの成分名が明記されなかった理由は、届出企業の消費者庁への忖度、あるいは消費者庁からの意見のどちらかしか考えられない。消費者庁担当者は次のように発言したと報道されている。

『γ-オリザノールや桑由来モラノリンは、

原材料たる食品中に含まれるもので、機能性表示食品として届出をすることは妨げてはいない。安全性と機能性に関しての必要な科学的根拠が整えられて届出されたということで公表に至ったもの。ただし表現法について、当該成分名は表現しないなどの工夫をしたことにより、医薬品とは誤認させないような工夫がなされている。』

ということは、消費者庁から届出企業に何らかの意見があったのではないだろうか。いずれにせよ、機能性関与成分名を示さないことが消費者の選択に資するはずがないし、むしろ誤認につながるおそれがある。厚労省課長通知に従って、消費者にわかりやすい対応をするべきである。

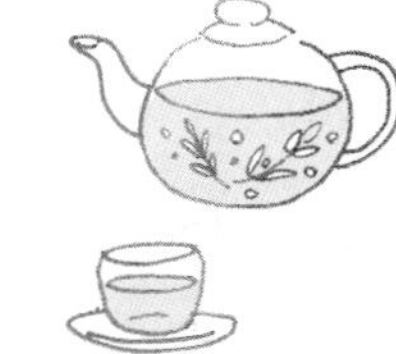

第9章 健康食品の将来

1 EUの健康食品

EUでは健康食品はサプリメントと呼ばれ、食品に分類されているが、健康に対する効果の表示(健康強調表示)ができる食品や成分が決められていて、それ以外のものには健康強調表示を認めないというポジティブリスト制を採用している。

強調表示ができるのはビタミン、ミネラル、食物繊維、EPA、DHA、不飽和脂肪酸、βグルカン、メラトニン、キシリトールなどの砂糖代替物など、限られている。新たな食品や成分の強調表示をする場合には、安全性と効果の試験を行ってEUの認可を得る必要がある。

特徴的な点は、ポジティブリストには減塩食品、くるみ、ヨーグルト、水、肉と魚などが含まれるだけでなく、タンパク質や炭水化物という多くの食品に含まれる成分も含まれる。そして、たとえばEUのミネラルウォーターあるいは飲料水に関する基準を満たした水は「正常な身体機能および認知機能の維持に寄与します」という表示が認められる。また、減塩食品は「正常な血圧の維持に寄与します」、糖分を含まない炭水化物は「正常な脳機能の維持に寄与します」、タンパク質は「筋肉の成長に寄与します」、肉または魚は「鉄を含有する他の食品と一緒に食べると鉄吸収の改善に寄与します」などと表示できる。

このように、EUの制度は日本とはかなり異なり、ポジティブリスト制という点で日米の制度より厳しいが、疾病リスク低減表示はそれほど厳格ではないといえる。EUの制度の詳細は「健康食品関連規制調査（EU）」を参照されたい。

2 米国の健康食品

(1)「健康の自由」運動

① サプリメント健康教育法

米国では食品を一般食品、食品添加物、サプリメント、医療食、特別用途食に分類している。日本でいう健康食品のすべてがサプリメントに一本化され、消費者にとってきわめてわかりやすい制度になっている。

サプリメントの法律的根拠は1994年に制定された「サプリメント健康教育法（Dietary Supplement Health and Education Act：DSHEA）」である。法律の序文には「健康の向上と病気の予防のために栄養素が重要であり、サプリメントが有効であることは科学的に立証されている」と書かれている。

法律の目的は、消費者の健康教育を促進し、栄養素の摂取と適切なサプリメントの利用により国民の健康の維持と生活習慣病の予防を行うこと、すなわち、国民の自助努力により生活習慣病の発症を抑えることで、セルフメディケーションにより医療費削減につなげること、そして、サプリメントの機能についての科学的研究を促進することである。

② FDAとサプリメント業界との対立

DSHEAが成立するまでは、食品医薬品局（FDA）は日本と同様にサプリメントを厳しく規制し、サプリメント業界と激しく対立していた。日本は国民皆保険だが米国は自由診療が原則だったので医療費が高額であり、多くの人は民間の医療保険に任意加入している。しかし、低所得者にとって健康保険料は高額なため無保険の人も多かった。私が米国で暮らしていたときには勤務先の大学で健康保険に加入したが、それでも子どもが発熱して入院したときに請求された医療費は、月収に近い高額だった。

だから、無保険の人はもちろん、保険がある人も、日本のように風邪などの簡単な病気で病院に行くことはなかった。私が働いていたのはテキサス大学医学部薬理学教室だが、教授が風邪を引いたとき、「風邪の特効薬はホットウイスキーだ」と嬉しそうに言っていたことを思い出す。普段は奥さんに厳しく禁酒を言い渡されていたのだが、風邪薬として飲むのは別ということだ。

そのような事情で、多くの人が簡単な病気の治療を安価なサプリメントに頼り、そのためサプリメントは国民の支持を得ていた。とくに1980年代から90年代初頭にかけて、サプリメントの健康強調表示が急増し、これを規制しようとするFDAと業界の対立が法廷闘争にまで発展していた。

この事態を受けて1992年に共和党のオリン・ハッチ上院議員は、FDAによる健康強調表示の規制を制限するための「健康自由法」案を議会に提出した。法案の要点は、サプリメントを医薬品でも食品添加物でもない、独自の領域として定義するものだった。法案は議会で却下されたが、ハッチ上院議員はサプリメントの規制緩和の努力を続けた。他方、FDAもこれに対抗してサプリメントを医薬品と区別して厳しく規制する案を作った。

対立の決着をつけたのがサプリメント業界だった。「米国で最大かつもっとも成功した草の根運動」といわれる「健康の自由」運動に取り組み、全国の消費者を味方につけ、議会にはサプリメントの規制緩和を求める２５０万通以上の手紙が届いた（まだメールがない時代だった）。１９９４年にビル・クリントン大統領はＤＳＨＥＡ法案に署名し、法律は制定された。

(2) サプリメントの定義

ＤＳＨＥＡが規定したサプリメントは次の３種類である（写真９―１、写真９―２）。

１　食事を補助する製品であって、次の成分またはこれらの組み合わせを含むもの。ビタミン、ミネラル、ハーブまたはその他の植物、アミノ酸など。

２　錠剤、カプセル、粉末、ソフトゲル、ジェル

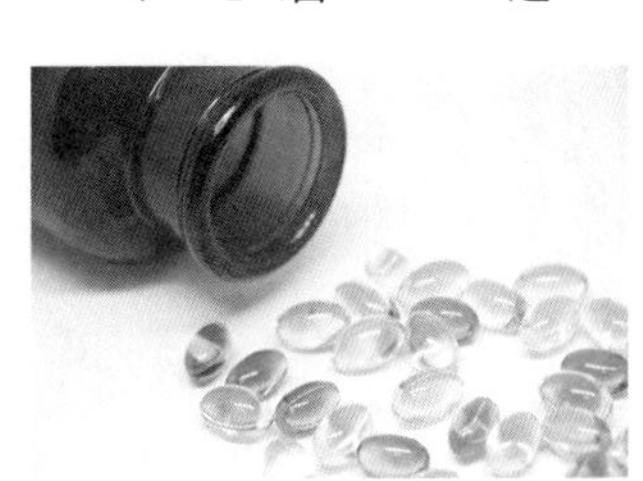

写真９－１
ジェル状のサプリメント

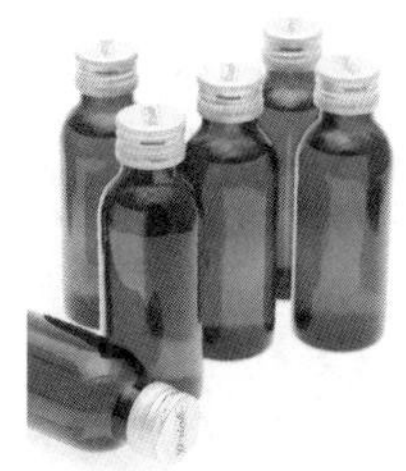

写真９－２
液体状のサプリメント

カップ、または液体の形状の製品。

3　一般的な食品または単独で食事として利用されるものではない製品。

日本の健康食品は明らか食品が原則だが、米国のサプリメントは明らか食品を除外して錠剤・カプセルなどだけにしている。これは、錠剤・カプセル形状のいわゆる健康食品をなくすための有効な手段と考えられる。

このようなサプリメントには効能を記載できる。こうして食品だったサプリメントは食品と医薬品の中間の新しい分類になった。そして、栄養(ニュートリション)と医薬品(ファーマスーティカル)の2つの用語を合成して栄養医薬品(ニュートラスーティカル)とも呼ばれるようになった。

DSHEAの特徴の一つは、サプリメントは食品由来であり、長い食経験をもつので安全という立場に立つことだ。したがって、サプリメントの販売企業はその安全性を改めて証明する必要はない。これは、たとえば新しい品種の作物を作り出して販売するときに安全性試験が不要なのと同じ考え方だ。そして、FDAがサプリメントに問題があることを見つけた場合には販売停止などの措置をとることができる。要するに問題の存在を証明する責任はFDAに課せられている。

したがって、サプリメントはFDAの許可を受けずに、製造、販売、効能の記載をすることができる。そして効能は臨床試験で実証する必要はない。代わりに、医薬品のような病気の治療効果を表示することはできない。また「効能はFDAに評価されていない」「治療用ではない」など、誤解を招かない表示が義務づけられている。たとえば、米国で広く使用されているメラトニンを「睡眠薬」と表示しようとすれば、医薬品としての効能試験と安全性試験が必要になる。しかし、「睡眠の質を助ける」などと表示すれば、効能試験も安全性試験も不要になる。

(3) サプリメント業界の発展

① エフェドラ事件

こうして制定されたＤＳＨＥＡだが、その欠点がクローズアップされた事件があった。２００３年、メジャーリーグのボルチモア・オリオールズに所属するスティーブン・ベックラー投手がフロリダでのキャンプ中に突然倒れ、翌日に死亡した。死因は、減量と運動能力向上のため常用していたサプリメントのエフェドラだった。

エフェドラの成分はマオウ（麻黄）に含まれるエフェドリンだ。当時はエフェドラに含まれるエフェドリンの量は不均一で、大量摂取により心臓発作や呼吸不全などの症例が続き、ＦＤＡは規制に乗り出したが、業界の圧力で禁止にはいたらなかった。しかし、ベックラー投手の死が大きく報道され、２００４年、ＦＤＡはエフェドリンを含有するサプリメントをＤＳＨＥＡで定める「重大なリスク」に指定して規制した。

② 有害事象の報告を義務化

エフェドラ事件は、リスクがあるサプリメントから消費者を保護するＦＤＡの行動をＤＳＨＥＡが妨げたという批判につながった。その結果、２００６年に議会はサプリメントおよび非処方薬消費者保護法を制定し、サプリメントに関連する重篤な有害事象をＦＤＡに報告することを事業者に義務づけた。翌07年には適性製造基準（ＧＭＰ）法が制定され、サプリメントは製造から流通のすべての過程においてGMPに従って製造管理が行われることと、そしてDSHEAに適合する成分表示が義務づけられた。

このように、安全性の問題があれば厳しく取り締まるべきとしながらも、その販売と消費者への情報提供については不当な規制が禁止されている。サプリメントの広告規制はFDAだけでなく連邦取引委員会（FTC）も行っている。FTCの規制は厳しく、サプリメントの効果の宣伝について、臨床試験による証明を求めることもある。また、企業だけでなく個人に対しても規制を行い、サプリメント宣伝に従事するタレントや、有名人もFTC法違反に問われることがあるという。

③DSHEAへの賛否

DSHEAには賛成と反対の意見があるが、賛成の意見は次のようなものである。

・DSHEAは健康な生活に必要な栄養素を手軽に入手できるようにしたことで自分の健康を自分で守る権利を保障した。

・サプリメント業界による新製品の開発や販売を促進することで競争を促し、市場経済の発展に貢献した。

・表示を規制することで偽情報や欺瞞（ぎまん）的な広告を防止した。

これに対して、反対の意見は次のようなものである。

・DSHEAは、製品の安全性や有効性に関する規制を緩和することで消費者の健康に悪影響を及ぼす可能性がある。

・表示の規制が不十分なため、偽情報や欺瞞的な広告が蔓延している。

・FDAの関与を弱めることで、消費者の保護を犠牲にした。

ＤＳＨＥＡを廃止してＦＤＡによる販売前の審査を義務化すべきという意見や、サプリメントに添加物や農薬と同レベルの安全性試験を義務づけるべきという意見もある。しかし、すべての食品にはリスクがあり、食中毒の発生と比べてサプリメントのリスクの方が大きいのか、明らかにしていない。また、サプリメントに厳しい試験を義務づければほとんどのサプリメントが表向きはなくなり、一般食品の形をとって販売が続けられることになり、そのリスクが隠されてしまう可能性がある。そのようなことでＤＳＨＥＡ廃止論は広がってはいない。

④ 国民皆保険制度の発足

米国の健康保険制度を大改革したのが民主党のバラク・オバマ大統領で、２０１０年に患者保護と入手可能な介護法に署名し、国民皆保険制度を発足させた。この制度はオバマとヘルスケアを組み合わせて、「オバマケア」と呼ばれている。この制度で低所得者は救済されたが制度維持のために多額の税金を投入することに反対があり、共和党のドナルド・トランプ大統領はこの制度を社会主義的として廃止をめざしたが、できなかった。こうして米国は国民皆保険になったのだが、それでも簡単な病気では病院に行かないという文化は変わらず、サプリメントを摂取する人は減っていない。

ＦＤＡによる２０１９年の調査では、米国の成人の68％が、少なくとも1つ以上のサプリメントを使用している。サプリメント利用者のうち42％が毎日、25％が週に数回、そして、16％が週に1回以下の頻度で使用している。使用が多いサプリメントは、マルチビタミン・ミネラル、ビタミンD、魚油・オメガ3脂肪酸、プロバイオティクス(乳酸菌)、プロテインパウダー、グルコサミン・コンドロイチン、そして、ハーブや植物由来のサプリメントなどである。20年から広がった新型コロナ感染により、健康維持や免疫力強化のためにビタミンC、亜鉛、ビタミンD、セレンなどのサプリメントの需要が増加した。

米国のサプリメント市場規模は、21年には524億ドル(5兆7千億円)であり、15年に比べて24%増えている。日本の健康食品の売上げが1兆4千億円なので、人口当たりの購入額は米国の方が3割程度大きいことになる。

3 健康食品の地位の確立

(1) DSHEAの意義

① 健康と健康食品と教育の関係を明確化

DSHEAに学ぶところは多い。もっとも大きな教訓は、国民の健康と健康食品と健康教育の関係を法律で明確にしたことである。日本でも「健康増進法」はあるが、そこでは国および地方公共団体に、教育活動および広報活動を通じた健康の増進に関する正しい知識の普及を義務づけているだけで、DSHEAのように健康食品と国民の健康増進の関係や健康食品に関する教育の必要性は述べていない。国民の半分以上が摂取経験をもつ健康食品の地位についての法律的・社会的合意がないことは異常ともいうべき事態であり、日本も健康食品法（仮称）を制定すべきと考える。

② 健康食品の区分

二番目の教訓は、健康食品の定義を食品と医薬品の中間の新しい分類としたことである。これを日本に当てはめれば、食品と医薬品という食薬区分を改めて、食品と健康食品と医薬品という3区分に変更することである。そして、保健機能食品の中にはトクホと栄養機能食品と機能性表示食品があり、一般食品の中にいわゆる健康食品があるという、消費者にとってはきわめてわかりにくい状況を改善すべきである。これまでの経緯を見ると、最初に規制が厳しいトクホを作り、規制を緩めて機能性表示食品を作ったのだが、その過程で制度を整理・統合することをせず、屋上屋を重ねてしまった。この状況に混乱するのは消費者であり、合理的な選択に資するためにも消費者に理解しやすい制度にすべきである。いまさら制度は変えられないという反対はあるだろうが、健康食品の中に、安全性と機能性の根拠の程度が不均一なものが混入していることが消費者にわかりやすい制度とは考えられない。

(2) 健康食品は国民の健康増進に必要

健康食品のリスクを考えるうえで最大の問題は、錠剤・カプセル形状のいわゆる健康食品の取扱いである。この問題は明治政府以来の大きな課題であり、健康食品の健全な発展のために問題の解決は避けて通ることができない。健康食品法（仮称）により、改めて錠剤・カプセル形状の製品はすべて健康食品に分類することでいわゆる健康食品問題の大部分が解決すると考えられる。

健康食品の品質の保証も重要である。そのためにはその製造に適性製造基準（GMP）を義務づけることが必要である。これは製品の品質管理と安全性の確保にとってきわめて重要であるにもかかわらず、機能性表示食品ガイドラインでも『サプリメント形状の加工食品については、GMPに基づく製造工程管理が強く望まれる』と推奨しているだけで、米国のように義務づけてはいない。

日本の規制はパターナリズム、すなわち「弱い立場にある国民の利益を守るために、国民の意志は問わずに介入・干渉・支援をする」ことを原則にして、健康食品全体に対して厳しい態度をとってきた。これは明治以来の未承認医薬品の取り締まりという伝統に則ったものでもある。他方、米国では国民の意見を重視してDSHEAを制定した。そして機能性表示食品制度はDSHEAに倣って事業者の努力と消費者の賢い選択を信じて国は審査をしないという大きな決断をした。「健康食品法」ではこの発想を継続して、健康食品は国民の健康増進に必要なものという新たな原則を打ち立てて、DSHEAと同様のめりはりがある規制に変更すべきである。

(3) 健康食品のステップアップ

健康食品の将来について「ステップアップ構想」がある。いわゆる健康食品を機能性表示食品、そしてトクホと2段階ステップアップすることで、安全性と有効性を確保しようという考え方である。構想としては賛同するが、その実現性には疑問符が付く。その理由はステップアップするほど開発費が高額になること、三者の違いを消費者は認識していないこと、だからステップアップがかならずしも売上増につながらないことだ。トクホの製品数と売上高が減少しているのに比べて機能性表示食品が増加していることは、構想とは逆にステップダウンが起こっていることを示している。市場原理に任せるかぎり、この傾向は続くだろう。

安全性の確保のためにもっとも重要な対策は錠剤・カプセル形状のいわゆる健康食品を機能性表示食品にステップアップすることであり、そのために健康食品法（仮称）を制定して錠剤・カプセル形状のいわゆる健康食品を禁止する規制を復活すべきである。すると、貿易摩擦が再燃する可能性があるが、日本で販売したいのであれば日本の規制に従って機能性表示食品の届出をしてもらうしかないと考える。

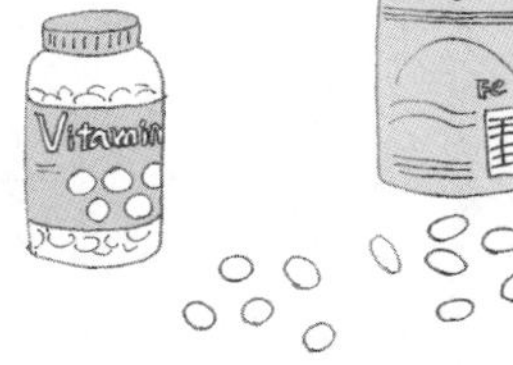

第10章 まとめ・健康食品の未来

1 健康食品とは何か

(1) 医療の歴史から見える教訓

「人間が歴史から学んだことは、人間は歴史から学ばないということだ。」18世紀のドイツの哲学者ヘーゲルの皮肉な言葉だが、私たちは目の前で起こっている現象に気をとられ、それに対応することで精一杯になる。立ち止まってよく考えると、同じようなことが過去に起こり、そこから学ぶべき教訓がたくさんある。しかし、それができる人は少ない。

生物学者のティンバーゲンは、生物の個体で起こること、たとえばがんの原因は遺伝子に異常が起こることだという説明を「至近要因」と呼び、進化のなかでなぜがんという病気が発生し生き延びているのかの説明を「究極要因」(進化要因)と呼んだ。先達の言葉に従って、健康食品の安全性や有効性や規制といった至近要因の話だけでなく、健康食品の究極要因、すなわち歴史から見えてくる教訓について考えると、当然のことながら医療の歴史と重なる。

これまでの話をまとめると、最初に押さえるべき事実は、医療の効果は物質作用と心因作用の2つから成り立つことである。物質作用は医薬品や外科的手技が身体に直接もたらす作用である。心因作用は、医療者の説明を聞いて納得し、治療を受け、それが回復につながるという期待を生み、そして実際に回復する作用である。それは自然治癒力により不調を正常に戻す「ホメオスタシス(恒常性)」の働きによるものである。

① 心因作用による治療

狩猟採集時代の私たちの祖先の医療は励ましの言葉とタッチングしかなかった。これらを使って恐怖と不安を和らげ、心因作用により自然治癒力を最大限に発揮させることで治療を行った。それで大部分の病気とケガを治すことができた。農耕生活に入り、文字を使って知識の蓄積ができるようになると、鍼、灸、マッサージなどを含む外科的手法と、薬草を使った治療薬を使う内科的治療が生まれ、治療を行う職業が生まれた。しかし、病気やけがの原因は祟り(たた)や呪いであると信じられていたため、医療の中心は呪術師、魔術師、そして僧侶や神官だった。彼らが与えるのは、やはり心因作用により自然治癒力を最大限に発揮させることだった。こうして心因作用が医療の中心である時代が何万年も続いた。

② 内科学と外科学の進歩

この状況を大きく変えたのが明治維新である。明治政府は近代化、西洋化を推し進める政策の一つとして、欧米の医療技術と医薬品を取り入れた。そして並行して民間医療と民間治療薬を時代遅れとして禁止した。近代医療の基礎は科学である。当時は生理学と解剖学を基礎にして病気の原因を知るための病理学が誕生し、それらの延長にある内科学と外科学が大きく進歩した。さらに、内科治療を支える薬理学の進歩も目覚ましかった。身体の治療は大きく進んだ。ところが、心の科学の発達は遅く、心の病気の対処は後れた。そのような流れのなかで医療に心因作用の研究が入り込む余地はほとんどなかった。

こうして医療の2つの要素のうち、それまでは主流を占めていた心因作用は科学的根拠がない迷信として排除され、その時点での科学、すなわちカッコ付きの「科学的医療」に特化し、従来の経験的治療をすべて無視する方向に大きく転換した。深刻な影響を受けたのが伝統的医薬品である。科学的根拠がないとして医療の世界から追放され、食品のなかのいわゆる健康食品として生き延びることになった。

③ 経験的医療と科学的医療の両立

科学的医療全盛時代になったのだが、科学は万能ではなかった。極端な例がビタミンCである。体内の過剰な活性酸素は遺伝子の変異を起こしてがんや心血管疾患、生活習慣病などの原因になることがわかった。他方、ビタミンCは抗酸化作用をもつ。それならビタミンCを十分に摂取すれば活性酸素の働きを抑えて、病気を予防できるはずである。しかし、ビタミンCの摂取で風邪をひく人が減ったり、がん患者数が減ることはなかった。このような単純すぎる科学的医療の反省に立って、現在は経験的医療と科学的医療の両立に立ち戻り、タッチングや鍼灸などの伝統的医療を臨床に取り入れる動きが加速している。

(2) 健康食品の役割

たとえば厚生労働省のウェブサイトに掲載されている「慢性疼痛治療ガイドライン」では、慢性疼痛の治療法として行動療法やマインドフルネスなどの心理療法が強く推奨されている。鎮痛剤では治らない慢性の痛みが、心理療法で治ることが公認されたのだ。また、東大病院リハビリテーション科の診療体制を見ると、「物理療法部門は鍼灸治療、指圧・按摩・マッサージ等の手技療法、温熱・電気療法等の物理療法を用いて、痛みの軽減を中心に拘縮予防、血行改善等の治療を行っています。特に鍼灸治療（自由診療）は大学病院内で行っている数少ない施設です」と記載されている。

2005年にスモールウッド報告書は鍼灸治療、指圧・按摩・マッサージ等の手技療法などを保健医療に取り入れるべきと提言した。これに対して、07年にエルンストとシンが著書『代替医療のトリック』で非科学的として厳しく批判したことはすでに述べた。それから10数年後、スモールウッド報告書は復権しつつあるのだ。

60年前、私が薬理学の講義で聞いた言葉を今も覚えている。それは「薬が病気を治すのではない。自然治癒力が病気を治すのであって、薬はそれを手助けするだけだ」という言葉だ。自然治癒効果を活性化するのは医薬品だけでなく、心因作用の効果がきわめて大きいことはよく知られた事実である。そして、健康食品は物質作用と心因作用の両方により多くの人の支持を受け、その健康維持に役立っていることを認識すべきである。

2　健康食品の将来

(1) 健康食品は健康維持の重要な手段

医薬品の承認行政は物質作用があるものだけを医薬品として承認し、心因作用しかないものを排除することが求められている。両者を分離するための手段がプラセボ対照試験である。ところが、医薬品に比べて物質作用が小さく、心因作用が大きい健康食品では、プラセボ対照試験が機能せず、物質作用が過小評価されてしまう。そのような欠陥があるプラセボ対照試験を健康食品領域で使い続けたため、健康食品の効果は小さいという定説ができてしまった。

しかし、現実を見ると、消費者の半分以上が健康食品に興味をもち、多くが継続的に使用している。その理由は当然のことながら、効果を実感しているからである。その利用方法は、風邪薬や胃薬のような一般用医薬品（ＯＴＣ）を購入するのとほとんど同じ感覚だ。そして、健康食品の販売金額はＯＴＣを越えている。ということは、健康食品は国民の健康維持、セルフメディケーションの重要な手段になっているといえよう。

⑵ 行政と消費者との温度差の原因

ところが行政も医師会も健康食品に「注意すべき存在」というレッテルを貼り、その健康維持やセルフメディケーションの効果については、ほとんど語っていない。健康食品に対する消費者の大きな期待と、行政や医師会の冷たい態度のギャップの大きな原因は次の3つである。

① 虚偽宣伝による実害

第一に、一部のいわゆる健康食品による健康被害と、「がんに効果がある」などという虚偽宣伝により消費者に被害を与えていることである。これは深刻な問題であり、厳重な対策が必要である。しかし、そのような問題を起こす製品は健康食品全体から見るときわめて少数であり、取り締まりは厳格に行われている。このような不正が一部製品に存在することを口実にして健康食品全体を批判することが公正とは考えられない。

② 効果の信憑性

二番目は、プラセボ対照試験で確認される健康食品の効果が小さいことだ。これまでの試験結果を見ると、その効果は有効と無効の間の「微効」程度である。だから「健康食品なんて効果がない。もしあれば医薬品になっている」という意見が一般的になっている。これはプラセボ対照試験の欠陥によるものであることは明らかなのだが、まだ周知の事実になっていない。さらに、多くの消費者が健康食品の効果を実感している事実は無視されている。

③ 法律の不備

第三は、健康食品に関する法律がないことである。米国の「サプリメント健康教育法」と同様の法律を制定し、そこに国民の健康の向上と病気の予防のために健康食品が有効であることを明記することで、行政の健康食品に対する対応は一変するだろう。

(3) 健康食品の発展のために

最後に、健康食品の将来はその効果を正当に評価すること、そしてその法的地位を確立することの2点にかかっている。この困難な事業を成功させるカギは、米国のサプリメント健康法の成立の歴史にある。それは、消費者とメディアの支持を取り付けて大きな流れを作ることである。業界から健康食品の明るい未来を作り出すリーダーが現れることを願っている。

〔参考文献〕

大濱宏文『欧米におけるサプリメントに対する取り組み』日本薬学雑誌１２８(6)８３９-８５０（２００８年）

唐木英明『食品機能の新たな試験法について』食品と科学14-19（２０２３年1月号）

唐木英明『食品機能の臨床試験における対照群の選択について』薬理と治療50(12)２２６７-２２７０（２０２２年）

ベン・ゴールドエイカー『デタラメ健康医学』河出書房新社（２０１１年）

サイモン・シン、エツァート・エルンスト『代替医療のトリック』新潮社（２０１０年）

高橋久仁子『『食べもの神話』の落とし穴―巷にはびこるフードファディズム』講談社（２００３年）

田村力『特定保健用食品入門』日本食糧新聞社（２００６年）

難波恒雄、松繁克道『健康食品入門』保育社（１９８６年）

日本貿易振興機構（ジェトロ）『健康食品関連規制調査（ＥＵ）』（２０１７年）

藤巻正生『機能性食品と健康―食品は進化する―』裳華房（１９９９年）

ジョー・マーチャント『「病は気から」を科学する』講談社（２０１６年）

ジェームズ・マクリガー『ナチュラルミスティク・食品安全の誤解を解く』ILSI Japan 食品リスク研究部会（２０２１年）

『ロス栄養科学大事典』西村書店（２０１８年）

Bergmann JF et al. "A randomised clinical trial of the effect of informed consent on the analgesic activity of placebo and naproxen in cancer pain" Clin Trials Metaanal 1994;29 (1) :41-47

Boussageon R et al. "How do they add up? The interaction between the placebo and treatment effect: A systematic review " Br J Clin Pharmacol 2022:88:3638-3656

Coleshill MJ et al. "Placebo and active treatment additivity in placebo analgesia:Research to date and future directions "Int Rev Neurobiol 2018;139:407-441.

Fournier JC et al. "Antidepressant drug effects and depression severity: a patient-level meta-analysis" JAMA 2010;303 (1) :47-53.

Häuser W et al. "Nocebo phenomena in medicine:their relevance in everyday clinical practice." Dtsch Arztebl Int 2012;109 (26) : 459-65.

Kleijnen J et al. "Placebo effect in double-blind clinical trials: a review of interactions with medications" Lancet 1994:344 (8933) :1347-1349.

Mondaini N et al "Finasteride 5mg and sexual side effects:how many of these are related to a nocebo phenomenon ?" J Sex Med. 2007 Nov;4 (6) :1708-12.

Ross S et al. "Drugs and placebos: a model design" Psychol Rep 1962;10:383-392.

Sawitzke AD et al "Clinical efficacy and safety of glucosamine, chondroitin sulphate, their combination, celecoxib or placebo taken to treat osteoarthritis of the knee: 2-year results from GAIT "Ann Rheum Dis 2010; 69 (8) :1459-1464.

著者の略歴

唐木　英明（からき ひであき）
東京大学名誉教授、健康食品試験法研究会代表

1964 年東京大学農学部獣医学科卒。農学博士、獣医師。東京大学農学部助教授、テキサス大学ダラス医学研究所研究員などを経て、東京大学教授、東京大学アイソトープ総合センターセンター長、食の信頼向上をめざす会代表、(公財)「食の安全・安心財団」理事長、内閣府食品安全委員会専門委員、日本学術会議副会長、倉敷芸術科学大学学長などを務め、2023 年に瑞宝中綬章を受賞。

著書：『牛肉安全宣言』（2010 年）、『不安の構造―リスクを管理する方法』（2014 年）、『検証 BSE 問題の真実』（2018 年）などがある。

食品知識ミニブックスシリーズ「健康食品入門」
定価：本体 1,200 円（税別）

令和 5 年 6 月 9 日　初版発行

発　行　人：杉田　尚
発　行　所：**株式会社　日本食糧新聞社**
〒 104-0032　東京都中央区八丁堀 2-14-4
編　　　集：〒 101-0051　東京都千代田区神田神保町 2-5
北沢ビル　電話 03-3288-2177
FAX03-5210-7718
販　　　売：〒 104-0032　東京都中央区八丁堀 2-14-4
ヤブ原ビル　電話 03-3537-1311
FAX03-3537-1071
印　刷　所：**株式会社　日本出版制作センター**
〒 101-0051　東京都千代田区神田神保町 2-5
北沢ビル　電話 03-3234-6901
FAX03-5210-7718

カバー写真提供：PIXTA（ピクスタ）
サプリメント：tomcat ／ルイボスティー：umekaisen ／グラノーラ・ヨーグルト：karin ／プロテインバー：shironagasukujira ／野菜ジュース：kai ／ Natural food supplements pills, white plastic bottle with vitamins, pink background and sun light with shadows.：Ginga
ISBN978-4-88927-288-8　C0200